Diabetes Manual

Michael Müller-Korbsch

Georg Thieme Verlag
Stuttgart · New York

Dr. med.
Michael Müller-
Korbsch
I. Medizinische
Universitätsklinik
Robert-Koch-Str. 8
89081 Ulm

© 2002
Georg Thieme Verlag
Rüdigerstraße 14
70469 Stuttgart

Printed in Germany

Umschlaggrafik:
Thieme
Verlagsgruppe;
Bildmaterial®
Copyright 1999
PhotoDisc, Inc.

Grafiken:
Ziegler + Müller,
Kirchentellinsfurt

Satz:
Ziegler + Müller,
Kirchentellinsfurt
System: 3B2 (6.05)

Druck:
Grammlich,
Pliezhausen

Buchbinder:
Großbuchbinderei
Monheim GmbH,
Monheim

ISBN 3-13-132521-6

2 3 4 5 6

Die Deutsche Bibliothek – CIP-Einheitsaufnahme

Müller-Korbsch, Michael:
Diabetes-Manual / Michael Müller-Korbsch. –
Stuttgart: Thieme, 2002

Wichtiger Hinweis: Wie jede Wissenschaft ist die Medizin ständigen Entwicklungen unterworfen. Forschung und klinische Erfahrung erweitern unsere Erkenntnisse, insbesondere was Behandlung und medikamentöse Therapie anbelangt. Soweit in diesem Buch eine Dosierung oder eine Applikation erwähnt wird, darf der Leser zwar darauf vertrauen, dass Autoren, Herausgeber und Verlag große Sorgfalt darauf verwandt haben, dass diese Angabe dem **Wissensstand bei Fertigstellung dieses Buches** entspricht.

Für Angaben über Dosierungsanweisungen und Applikationsformen kann vom Verlag jedoch keine Gewähr übernommen werden. **Jeder Benutzer ist angehalten,** durch sorgfältige Prüfung der Beipackzettel der verwendeten Präparate und gegebenenfalls nach Konsultation eines Spezialisten festzustellen, ob die dort gegebene Empfehlung für Dosierungen oder die Beachtung von Kontraindikationen gegenüber der Angabe in diesem Buch abweicht. Eine solche Prüfung ist besonders wichtig bei selten verwendeten Präparaten oder solchen, die neu auf den Markt gebracht worden sind. **Jede Dosierung oder Applikation erfolgt auf eigene Gefahr des Benutzers.** Autoren und Verlag appellieren an jeden Benutzer, ihm etwa auffallende Ungenauigkeiten dem Verlag mitzuteilen.

Geschützte Warennamen (Warenzeichen) werden **nicht** besonders kenntlich gemacht. Aus dem Fehlen eines solchen Hinweises kann also nicht geschlossen werden, dass es sich um einen freien Warennamen handelt.

Vorwort

Der Diabetes mellitus ist eine Erkrankung, die schon in der Antike beschrieben wurde. Der Ausdruck „Diabetes mellitus" stammt aus dem Griechischen und bedeutet „honigsüßer Durchfluss".

Seit der Entdeckung des Insulins durch Banting und Best 1921, ist die Erkrankung des Diabetes mellitus therapierbar.

Der Diabetes ist eine Erkrankung mit ständig zunehmender Häufigkeit. Der Diabetes ist die häufigste chronische Stoffwechselerkrankung des Kindes- und Jugendalters und Syndrom alter Menschen, weswegen das Syndrom Diabetes so bedeutend wird. Die Prävalenz der Erkrankung wird in Deutschland auf 5 bis 8 % geschätzt. Daraus ergibt sich eine Anzahl von ca. 4 bis 8 Millionen Diabetikern; davon sind etwa 500 000 Typ-1-Diabetiker.

Leider treten auch heute noch viel zu häufig Folgeerkrankungen des Diabetes auf. Durch die chronische Hyperglykämie treten in großem Ausmaß mikro- und makroangiopathische Veränderungen auf, die zu Fehlfunktionen unterschiedlichster Organsysteme mit Nephro-, Retino- und Polyneuropathie führen. Angesichts der heutigen Therapiemöglichkeiten des Diabetes müsste dies eigentlich nicht sein.

Um eine gute Diabeteseinstellung zu erzielen, ist es notwendig, die Therapie zu intensivieren und die Betreuung der Patienten zu verbessern.

Genau dieses Ziel soll mit dem Praxisleitfaden angestrebt werden. Es sind daher praxisrelevante Fragen näher erläutert und es werden anhand von Beispielen klassische Probleme der Diabeteseinstellung aufgezeigt und Lösungsmöglichkeiten diskutiert.

Ulm, im Winter 2002   Michael Müller-Korbsch

Danksagung

Ich möchte mich bei Herrn Professor Dr. B. O. Böhm für die kritische Durchsicht des Leitfadens bedanken. Ebenso möchte ich Frau Dr. Anette Hildebrandt und allen Studenten danken, die mir bei der Erstellung des Praxisleitfadens aktiv geholfen haben.

Inhaltsverzeichnis

1   **Definition** ⋯ *1*

2   **Pathomechanismen der einzelnen Diabetesformen** ⋯ *3*
2.1 **Diabetes mellitus Typ 1** ⋯ *3*
2.2 **Diabetes mellitus Typ 2** ⋯ *4*
2.3 **Andere spezifische Typen** ⋯ *5*
2.4 **Gestationsdiabetes** ⋯ *5*

3   **Therapie** ⋯ *6*
3.1 **Ernährung (Diabetes-Kost)** ⋯ *6*
3.1.1 Ernährungsplan ⋯ *6*
3.1.2 Kost bei Normgewicht ⋯ *7*
3.1.3 Kost bei Übergewicht ⋯ *8*
3.2 **Insuline** ⋯ *9*
3.2.1 Insulinapplikation und Wirkung ⋯ *9*
3.2.2 Schnell wirksame Insuline ⋯ *10*
3.2.3 Verzögerungsinsuline/Basalinsuline ⋯ *11*
3.2.4 Darreichungsform ⋯ *12*
3.2.5 Mischungen/Kombinationsinsulin ⋯ *12*
3.3 **Insulintherapie bei Insulinmangeldiabetes** ⋯ *12*
3.3.1 Intensivierte konventionelle Therapie (ICT) ⋯ *13*
3.3.2 Konventionelle Therapie ⋯ *15*
3.3.3 Insulinpumpe ⋯ *16*
3.4 **Insulintherapieplan beim Typ-2-Diabetes** ⋯ *17*
3.5 **Orale Antidiabetika** ⋯ *18*
3.5.1 Biguanide ⋯ *18*
3.5.2 Acarbose ⋯ *19*
3.5.3 Sulfonylharnstoffe ⋯ *19*
3.5.4 Glinide ⋯ *20*
3.5.5 Insulinsensitizer ⋯ *21*
3.5.6 Therapieplan mit oralen Antidiabetika beim Typ-2-Diabetes ⋯ *21*
3.6 **Therapiekontrolle und Dokumentation** ⋯ *22*
3.6.1 Blutzuckerselbstkontrolle ⋯ *22*
3.6.2 Harnzucker-, Harnketonmessung ⋯ *22*
3.6.3 Langzeittherapiekontrolle ⋯ *23*
3.7 **Bewegung – körperliche Aktivität** ⋯ *24*

4 Sondersituationen ··· 27
4.1 Hypoglykämie ··· 27
4.1.1 Symptome und Ursachen ··· 27
4.1.2 Therapie ··· 28
4.2 Hyperglykämie – diabetisches Koma ··· 29
4.2.1 Symptome und Ursachen ··· 29
4.2.2 Therapie ··· 29
4.3 Infektionen ··· 30
4.4 Operationen/internistische Eingriffe ··· 31
4.5 Schwangerschaft ··· 32

5 Folgekomplikationen des Diabetes ··· 33
5.1 Retinopathie ··· 33
5.2 Polyneuropathie ··· 34
5.3 Autonome Neuropathie ··· 35
5.4 Nephropathie ··· 35
5.5 Makroangiopathie ··· 36

6 Begleiterkrankungen des Diabetes mellitus ··· 37
6.1 Arterielle Hypertonie ··· 37
6.1.1 Differenzialtherapie bei Diabetikern ··· 37
6.2 Dyslipidämien ··· 38

7 Therapiebeispiele ··· 40
Fall 1: Nächtliche Hypoglykämie beim Typ-1-Diabetiker ··· 40
Fall 2: Der junge Sportler ··· 42
Fall 3: Tägliche Unterzuckerung beim Typ-2-Diabetiker ··· 43
Fall 4: Der bewegungseingeschränkte Patient ··· 44
Fall 5: Postprandiale Hypoglykämie ··· 45
Fall 6: Erhöhter HbA1c-Wert ··· 46
Fall 7: Orale Diabetestherapie beim Typ-2-Diabetiker ··· 48
Fall 8: Insulinsubstitution beim Typ-2-Diabetiker ··· 49
Fall 9: Unbefriedigende Nüchternblutzuckerwerte
beim Typ-2-Diabetiker ··· 50
Fall 10: Diabetiker mit fulminanter Entzündung ··· 51

8 Geschichtlicher Abriss zum Insulin ··· 53

9 Anhang ··· 55
9.1 Körpermassen-Index = Body Mass Index = BMI ··· 55
9.2 Kalorien und BE-Tabellen ··· 56
9.3 Literaturübersicht zur Wirksamkeit der Statine ··· 62
9.4 Insulintabelle ··· 63
9.5 Wirkprofile der Insuline ··· 70

10 Stichwortverzeichnis ··· 71

1   Definition

Der Diabetes ist eine Erkrankung, bei dem erhöhte Blutzuckerspiegel das gemeinsame Merkmal darstellt. Es gibt jedoch unterschiedlichste Pathomechanismen als Ursache der Hyperglykämie.

Die Diagnose Diabetes mellitus wird nach einem mehrmaligen Nachweis eines Nüchternplasmablutzuckers > 126 mg/dl oder bei Plasmablutzuckerwerten über 200 mg/dl mit diabetesassoziierten Symptomen wie Polyurie, Polydipsie gestellt. Als weitere Nachweismethode kann der orale Glukosetoleranztest (OGTT) eingesetzt werden. Es werden 75 g Glukose oral verabreicht und die Plasmaglukose nach 2 Stunden bestimmt. Bei einem Gesunden liegt der Blutzucker nach 2 Stunden nicht über 200 mg/dl.

Diabetes:
Plasma-BZ nüchtern
> 126 mg/dl, OGTT
2 h-Wert > 200 mg/dl

Die Diagnose pathologische Glukosetoleranz, früher als latenter Diabetes bezeichnet, wird bei erhöhten Nüchtern-Plasmaglukosewerten > 110 mg/dl oder bei einem Blutzucker > 140 mg/dl im OGTT 2 h-Wert gestellt.

Heute wird die Diagnose Diabetes mellitus in der Regel anhand von mehrmals gemessenen Nüchtern-Plasmablutzuckerwerten gestellt.

Pathologische
Glukosetoleranz:
Plasma-BZ nüchtern:
> 110 mg/dl oder
OGTT 2 h-Wert
> 140 mg/dl und
< 200 mg/dl

Für das pathologische Ansteigen des Blutzuckers gibt es unterschiedliche Ursachen. Vier Hauptgruppen des Diabetes werden unterschieden:

4 Diabetes-Subtypen

I.   Diabetes mellitus Typ 1
II. Diabetes mellitus Typ 2
III. Andere spezifische Typen
IV. Gestationsdiabetes

Tab. 1 gibt eine Übersicht über die einzelnen Diabetesformen und ihre Merkmale.

Tabelle **1** Diabetesformen

Gruppen	I	II	III			IV
Typen	Typ 1	Typ 2	Pankreopriv	Steroid	MODY*	Gestation
Patho-mechanismus	Autoimmun-reaktion mit Insulitis, bei der es zum schnellen Untergang der β-Zellen kommt; absoluter Insulinmangel	Insulinresistenz der peripheren Zellen (Skelett-muskel, Leber, Fettgewebe) und der Insulin produzierenden β-Zellen	Zerstörung der β-Zellen durch Pank-reatitiden oder OP-Resektion	Insulin-resistenz in Kombination mit kontra-insulinärer Wirkung	Sekretions-störung an den β-Zellen	Insulin-resistenz der Skelett-muskulatur (Sekretions-anomalie)
Gewicht	normal	normal – Übergewicht	normal	normal – Übergewicht	normal	
Manifesta-tionsgipfel	0 – 25 Jahre	> 35 Jahre	> 30 Jahre	ohne Grenze	< 25 Jahre	> 20 Jahre
Häufigkeit unter den Diabetikern	5 %	95 %		selten	selten	selten
Erblichkeit	2 – 4 %	25 – 30 %	keine		50 % auto-somal dominant	
Therapie	Insulin	Gewichtsre-duktion, oft 1 – 2 Jahre orale Antidiabetika, Insulin	Insulin	orale Anti-diabetika, Insulin	orale Anti-diabetika, Insulin	Insulin

* MODY: Maturity Onset Diabetes of/in the Young

2 Pathomechanismen der einzelnen Diabetesformen

2.1 Diabetes mellitus Typ 1

Beim Diabetes mellitus Typ 1 kommt es durch eine Entzündung der β-Zellen des Pankreas zum langsamen Untergang der Insulin produzieren-den Zellen. Dieser Entzündungsprozess wird über eine lymphozytäre In-filtration vermittelt. Liegen weniger als rund 10 % des normalen β-Zellan-teils vor, tritt ein manifester Diabetes ein, häufig durch Stresssituationen wie bei Infekten demaskiert.

β-Zelluntergang

Die heutigen Erkenntnisse zur Entstehung des Diabetes Typ 1 beruhen auf der Idee einer fehlgeleiteten Immunreaktion. Die gebildeten Antikör-per gegen Strukturen der β-Zellen sind Marker dieses Prozesses.

Autoimmunreaktion gegen Strukturen der β-Zellen

Schon vor dem manifesten Diabetes lassen sich Autoantikörper gegen Antigene der β-Zellen (ICA, IAA, IA2, GADA) im Serum nachweisen.

Prä-Diabetes-Marker: Autoantikörper: ICA, IAA, IA2, GADA

Gelegentlich besteht bei Typ-1-Diabetikern längere Zeit noch eine Insu-lineigensekretion. Diese Eigenproduktion an Insulin lässt sich durch die C-Peptidspiegel im Blutplasma messen. Das C-Peptid ist eine Aminosäu-resequenz, die im Golgi-Apparat der β-Zelle vom Proinsulin abgespalten wird. Sowohl das Insulin als auch das C-Peptid werden dann aktiv über Exozytose abgegeben.

C-Peptid gibt die Eigensekretion an Insulin an

Eine erbliche Disposition des Typ-1-Diabetes wird diskutiert. Aus Gen-analysen ließ sich bei ca. 90 % der Diabetiker das HLA-Gen DR3/4 auf Chromosom 6 nachweisen. Eine Vererbung nach den Mendel'schen Re-geln lässt sich jedoch nicht aufzeigen.

Erbliche Disposition: HLA DR3/4

In einer prospektiven Untersuchung an Kindern und Jugendlichen konn-te gezeigt werden, dass bei Vorliegen der HLA-Konfiguration und Anti-körpern gegen β-Zellantigene eine Erkrankungswahrscheinlichkeit von 60 % anzugeben ist. Darüber hinaus findet sich häufiger eine Koexistenz von weiteren Autoimmunerkrankungen wie zum Beispiel Basedow, Ha-shimotothyreoiditis, Addison und Myasthenie.

Koexistenz mit anderen Autoimmun-erkrankungen

Es erfolgt immer eine Einstellung auf Insulin. Nach der Diabeteseinstellung mit Insulin kann es zu einer Remissionsphase durch eine Erholung der noch bestehenden β-Zellen kommen. Als Ursache hierfür wird die Entlastung der Restzellen durch das exogen zugeführte Insulin angesehen. Die Eigenproduktion steigt, der exogene Insulinbedarf sinkt. Es sollte jedoch in der so genannten Honeymoon-Phase immer eine geringe Menge an Insulin substituiert werden. Diese Honeymoon-Phase dauert unterschiedlich lange Zeit an (zwischen wenigen Wochen und mehreren Monaten.

Remissionsphase

(Honeymoon-Phase)

2.2   Diabetes mellitus Typ 2

Typ-2-Diabetes

Der Diabetes Typ 2 entsteht schleichend über eine anfängliche pathologische Glukosetoleranz, die zum Teil über mehrere Jahre unbemerkt besteht. Als Pathomechanismus liegt hier eine Insulinresistenz der peripheren Glukose utilisierenden Zellen vor (Skelettmuskulatur, Leber, Fettgewebe).

Insulinresistenz der peripheren Zellen (Skelett, Leber, Fettgewebe)

Sekretionsstörung des Insulins an der β-Zelle

Als zweiter Mechanismus wird auch eine Sekretionsstörung des Insulins an der β-Zelle diskutiert. Häufig liegt beim Typ-2-Diabetiker eine Mischform beider Störungen vor.

Als genetisch determiniert gilt bisher die Insulinresistenz der Skelettmuskulatur. Die Resistenz der Fettgewebszellen wird als sekundär infolge von Adipositas, Stress, Glukokortikoidtherapie, Schwangerschaft angesehen.

Metabolisches Syndrom

In diesem Zusammenhang steht auch das metabolische Syndrom mit den Charakteristika:
- Insulinresistenz
- Reaktive Hyperinsulinämie
- Hyperlipidämie
- Hypertonus
- Adipositas

Der Typ-2-Diabetiker benötigt also viel höhere Insulinspiegel im Blut, um normale Serumglukosespiegel zu erreichen. Medikamentös kann dies durch Tabletten, die die Insulinsekretion stimulieren, erreicht werden. Im weiteren Verlauf kann es zum Versiegen der Eigenproduktion durch chronisch voranschreitenden Verlust der β-Zellen kommen oder der Insulinbedarf des Körpers übersteigt die Produktionskapazität, so dass eine exogene Insulingabe notwendig wird.

Zur Zeit werden Medikamente entwickelt, die die Insulinresistenz der peripheren Zellen beeinflussen sollen.

2.3   Andere spezifische Typen

- **MODY** (Maturity Onset Diabetes of/in the Young): Insulinmangel durch Insulinsekretionsstörung der β-Zellen
- **Steroidinduzierter Diabetes mellitus:** Kontrainsulinäre Wirkung der Steroide vereint mit einer Insulinresistenz peripherer Zellen
- **Endokrinopathien**: Glucagonom, tumorbedingte Mehrproduktion an Glucagon
- Eine weitere Form des Insulinmangeldiabetes liegt beim **pankreopriven Diabetes** vor. Hier sind die β-Zellen entweder durch eine chronisch rezidivierende Pankreatitis zerstört oder aber nach einer Pankreasresektion entfernt worden.

MODY

Steroid

Endokrinopathien

Pankreopriver Diabetes

2.4   Gestationsdiabetes

Der Gestationsdiabetes entwickelt sich während Schwangerschaft, häufig schleichend. Ursächlich liegt eine Insulinresistenz des peripheren Gewebes vor. Der Nachweis kann über einen mehrmals erhöhten Nüchternplasmaglukosewert oder im oralen Glukosebelastungstest erfolgen. Im OGTT darf der 2 h-Wert nicht über 160 mg/dl liegen. Der Gestationsdiabetes muss von Beginn an mit Insulin therapiert werden, da eine Fetotoxizität der oralen Antidiabetika nicht auszuschließen ist. Häufig wird nach der Geburt keinerlei Therapie benötigt und die Normoglykämie stellt sich wieder ein. Jedoch kann im späteren Verlauf ein Typ-2-Diabetes auftreten. Daher sollte die Patientin im weiteren Verlauf kontrolliert werden und nach einem Jahr postpartal mittels eines OGTT gescreent werden.

Schwangerschaftsdiabetes

OGTT 2 h-Wert < 160 mg/dl

Häufig später Typ-2-Diabetes

3 Therapie

In der Diabetestherapie sind folgende Punkte von großer Bedeutung.

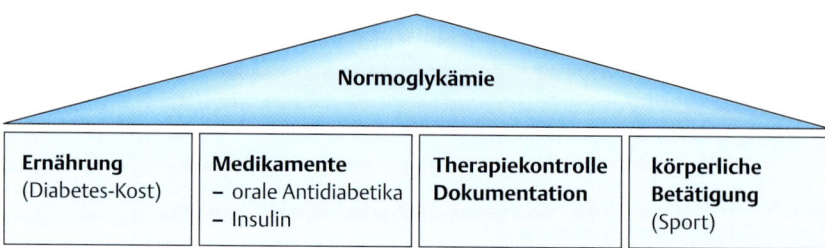

3.1 Ernährung (Diabetes-Kost)

Eine Säule zur Erlangung der Normoglykämie ist die Diabetes-Kost. Unter Diabetes-Kost „versteht man heute nicht unbedingt nur das Einhalten eines strengen Essensplans", sondern vielmehr die Fähigkeit zur Einschätzung dessen, was zu sich genommen wird. Es handelt sich dabei um eine gesunde Mischkost.

Gesunde Mischkost

3.1.1 Ernährungsplan

Die Diabetes-Kost sollte kohlenhydratreich sein. Nach Empfehlung der DGE (Deutsche Gesellschaft für Ernährung) soll der Eiweiß- und Fettgehalt niedrig gehalten werden.

Nahrungsaufteilung:
50% Kohlenhydrate
25% Eiweiß
25% Fett

Folgende Aufteilung ist anzustreben:
– 50% Kohlenhydrate
– 25% Eiweiß
– 25% Fett

Die Kohlenhydrate sind die Nahrungsbausteine, die mit Hilfe von Insulin in die Zellen aufgenommen werden und dann verstoffwechselt werden. Sie spielen somit bei der Insulineinstellung die Hauptrolle.

Zur Berechnung der Kohlenhydrate in den Lebensmitteln wird die so genannte Berechnungseinheit BE verwandt. Eine BE entspricht 10 bis 12 g Kohlenhydraten. *1 BE hebt den Blutzuckerspiegel im Mittel um 50 mg/dl.*

1 BE = (10 – 12 g Kohlenhydrate) hebt den BZ um ca. 50 mg/dl

Es gibt schnell und langsam wirkende BE. Langsam wirkende BE sind zum Beispiel Brot, Getreideprodukte, Schokolade, Kuchen, Milch, Milchprodukte, Kartoffeln, Reis, Nudeln, Nüsse. Schnell wirksame BE sind: Obst, Obstsäfte, Zucker, Marmelade.

Es gilt folgende Regel: Je höher der Fett- oder Ballaststoffgehalt, desto langsamer der Aufschluss und die Resorption der Kohlenhydrate und damit der Blutglukoseanstieg.

In der Phase einer Hypoglykämie müssen schnell wirksame BE wie zum Beispiel Zucker zuerst verabreicht werden, im weiteren Verlauf dann auch länger wirkende BE.

Hypoglykämie: Zufuhr schneller BE

Weiter sind zur Erstellung eines Diätplans der Brennwert der Nahrungsmittel, die Kalorien von großer Bedeutung.

Unter Berücksichtigung der oben genannten Aufteilung besteht folgender Zusammenhang zwischen BE und Kalorienzahl: 1000 Kilokalorien beinhalten 10 BE.

1000 kcal = 10 BE

Insgesamt sollte eine kohlenhydrat- und ballaststoffreiche Ernährung mit Vollkornprodukten, Salat und Gemüse erfolgen.

Kohlenhydrat- und ballaststoffreiche Ernährung

Bei BZ-Schwankungen muss auch an Diätunregelmäßigkeiten gedacht werden. Daher sollte immer die Frage nach der Diät beziehungsweise der Art der gegessenen Nahrungsmittel gestellt werden.

So gehört zu jeder Neueinstellung eines Patienten mit Diabetes auch eine Diätberatung. Kann der Patient seine BE nicht abschätzen, wird man keinen Erfolg in der BZ-Einstellung haben.

3.1.2 Kost bei Normgewicht

Beim nicht übergewichtigen Diabetiker kann man eigentlich nicht von einer Diät im früheren Sinne ausgehen. Dieser Patient benötigt keine Kalorienreduktion und braucht somit auch keine Kalorienberechnung vorzunehmen. Er muss jedoch den BE-Gehalt der einzelnen Nahrungsmittel wissen und die Mengenabschätzung beherrschen. Auch die Schnelligkeit der Blutzuckerwirkung der BE muss immer mitberücksichtigt werden. Denn nach der Menge der BE richten sich die mahlzeitenbezogenen In-

BE-Berechnung

sulinboli. So ist ein freies Essen auch mit unterschiedlich großen Mahlzeiten möglich. Eines gilt jedoch immer: Je regelmäßiger die Mahlzeiten eingenommen werden und je gleichmäßiger die BE-Verteilung über den Tag, desto solider die Stoffwechsellage.

3.1.3 Kost bei Übergewicht

Kalorien und
BE-Berechnung

BMI: kg/m²

Beim übergewichtigem Diabetiker, häufiger beim Typ 2, jedoch auch beim Typ 1 muss zuerst eine Kalorienfestlegung zur Gewichtsreduktion erfolgen. Als zweites erfolgt die Kohlenhydratverteilung. Zur Erstellung der Diät wird das Ausmaß des Übergewichtes über den Body-Mass-Index (BMI = Körpergewicht in kg/[Quadrat der Körpergröße in m]) ermittelt (BMI-Tabelle im Anhang).

Folgende Kalorienmengen bei normaler körperlicher Tätigkeit sind sinnvoll:
– Normalgewicht (BMI 20 – 25):   1800 – 2000 kcal
– Mäßiges Übergewicht (BMI 25 – 30): 1500 kcal
– Übergewicht (BMI > 30):   1000 – 1200 kcal

1 kcal = 4,2 kJ

Heute sollte eigentlich in kJ gerechnet werden, da jedoch die kcal-Angaben geläufiger sind, wurde die Berechnung in kcal angegeben. Zur Umrechnung 1 kcal = 4,2 kJ.

Nicht weniger als
1000 kcal/Tag

Man versucht somit als erstes eine Kalorienreduktion zu erreichen. Das Minimum der gegebenen Kalorien sollte bei 1000 – 1200 kcal/Tag liegen. Bei höherer körperlicher Tätigkeit muss jedoch diese Kalorienmenge gesteigert werden.

Bei normalgewichtigen Patienten gelten folgende Richtwerte (in kcal/kg Körpergewicht [KG]):
– Bei Bettruhe: 24 kcal/kg KG
– Bei leichter körperlicher Arbeit: 30 – 32 kcal/kg KG
– Bei mittelschwerer Arbeit: 36 – 40 kcal/kg KG
  (handwerkliche Berufe)

BE-Aufteilung:
⅔ zu ⅓ zwischen
Haupt- und Zwischenmahlzeit

Die BE und Kalorien sollen gleichmäßig auf 6 Mahlzeiten über den Tag verteilt sein. Insbesondere bei der Therapie mit insulinotropen oralen Antidiabetika und bei einer Insulintherapie nach dem konventionellen Schema werden Zwischenmahlzeiten benötigt. Dies muss individuell austariert werden. Eine gute Aufteilung der BE zwischen Haupt- und Zwischenmahlzeit ist ⅔ zu ⅓.

3.2 Insuline

3.2.1 Insulinapplikation und Wirkung

Das Insulin wird subkutan verabreicht. Als Injektionsregionen stehen der Bauch und die Oberschenkel zur Verfügung.

s.c.-Injektion in Bauch- und Oberschenkelbereich

Eine Desinfektion der Hautareale ist vor der Injektion nicht notwendig; auch der mehrfache Gebrauch der Einmalnadeln ist möglich. Jedoch besteht aufgrund der Krankenhaushygienerichtlinien die Pflicht zur Desinfektion und zum Einmalgebrauch der Injektionsnadeln in der Klinik. Die Injektion wird folgendermaßen vorgenommen (Abb. **1**): Es wird eine Hautfalte gebildet, dann die Nadel senkrecht eingeführt. Das Insulin wird injiziert und dann kurze Zeit gewartet, bis es sich im Subkutangewebe verteilt hat, um anschließend die Nadel zu entfernen.

Injektionstechnik

Aus der Bauchhaut erfolgt die Resorption schneller als aus dem Oberschenkel. Daher ist es sinnvoll, die Applikationsorte für die jeweilige Insulinspezies beizubehalten. Häufig wird das Basalinsulin in den Oberschenkel und das Altinsulin in den Bauch injiziert. Bei starker körperlicher Betätigung in zeitlicher Nähe zur Injektion oder Hauterwärmung verkürzt sich die Resorptionszeit.

Resorption aus der Bauchhaut schneller als aus dem Oberschenkel

Basalinsulin in den Oberschenkel, Altinsulin in den Bauch

Das resorbierte Insulin gelangt im Gegensatz zum physiologischen Verlauf zuerst in den großen Kreislauf und erst später in die Leber, den Hauptwirkort des Insulins. Damit liegen deutlich höhere Insulinspiegel

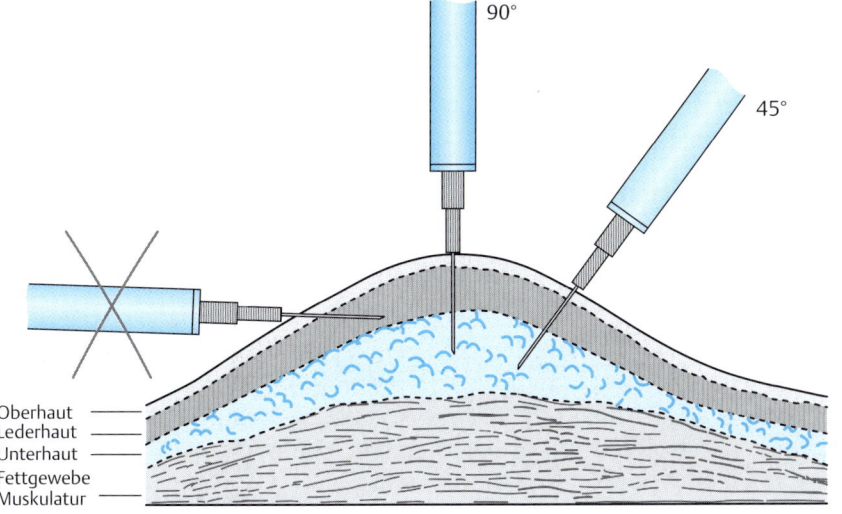

Abb. **1** Subkutane Injektion von Insulin.

90°

45°

Oberhaut
Lederhaut
Unterhaut
Fettgewebe
Muskulatur

an den peripheren Zellen vor. Es ist noch nicht geklärt, ob dies auch bei der Entwicklung von Folgeerkrankungen eine Rolle spielt.

Glykogenaufbau
durch Insulin

In der Leber wird durch die Wirkung des Insulins Glukose in die Zellen aufgenommen und somit der Glykogenaufbau stimuliert.

Lipolyse im Fettge-
webe durch Insulin
gehemmt

Im Fettgewebe wird durch die Wirkung des Insulins die Lipolyse gehemmt.

Die Skelettmuskulatur ist zur Deckung des Energiebedarfs aus der Glukoseverbrennung an die Insulinwirkung gebunden. Gelangt durch Insulinmangel keine Glukose in die Zellen, wird der Energiebedarf aus der Fettverbrennung gedeckt. Die Lipolyse wird gesteigert; es kommt durch die Fettverbrennung zur Bildung von Ketonkörpern, was in eine Ketoazidose münden kann.

Fettverbrennung
führt zu Ketoazidose

Insulinausscheidung
zu 90% über die
Nieren, Dosisreduk-
tion bei Niereninsuf-
fizienz erforderlich

Da Insulin zu 90% über die Nieren unverändert ausgeschieden wird und nur zu einem kleinen Teil durch das Enzym Insulinase abgebaut wird, wird bei zunehmender Niereninsuffizienz weniger Insulin benötigt.

Die Insulinwirkung ist bei deutlich erhöhten Blutzuckerwerten und katabolen Stoffwechsellagen herabgesetzt und es wird deshalb mehr Insulin benötigt als bei der Normoglykämie. Dieser Effekt lässt sich gut bei erhöhten Nüchternblutzuckerwerten darstellen.

3.2.2 Schnell wirksame Insuline

Das Insulin wird heute meist gentechnisch mit Hilfe von Bierhefen hergestellt und ist ein Humaninsulin. Vereinzelt wird noch Schweineinsulin verwendet. Seit kurzem gibt es auch kurz wirksame, gentechnisch veränderte Insulin-Analoga.

Normal-, Altinsulin

Normal-, Altinsulin

Wird zu den Mahlzeiten appliziert, flutet nach ungefähr 20 min an, Wirkdauer dosisabhängig im Mittel 4,5 h und einem Wirkmaximum nach 2,5 h.

Analog-Insulin

Insulin-Analoga

LISPRO (Humalog®): Gentechnisch verändertes Insulin-Analogon, bei dem an Stelle 28 der Aminosäurensequenz Lysin gegen Prolin ausgetauscht wurde. Dadurch wird die sterische Konfiguration des Insulinmoleküls verändert, wodurch die Hexamerbildung reduziert wird. Somit wird eine schnellere Resorption aus der Subkutis erreicht. Die Insulinwirkung tritt unmittelbar nach der Injektion (10 min) ein und dauert über 3 h an. Das Insulin kann daher zur Mahlzeit als auch kurz danach verabreicht werden.

Insulin-Aspart (NovoRapid®): Gentechnisch verändertes Insulin-Analogon, bei dem an der Position 28 der B-Kette des Insulinmoleküls die Aminosäure Prolin durch Asparaginsäure ersetzt wurde. Wirkeintritt 10 min nach Injektion; Wirkmaximum 40 min nach Gabe.

3.2.3 Verzögerungsinsuline/Basalinsuline

NPH-Insulin (Neutral-Protamin-Hagedorn)

Das Protamin bildet Aggregate mit Insulin. Das Insulin wird nach Abdissoziation vom Protamin langsam bis ca. 12 h aus der Subkutis resorbiert. Das Wirkmaximum liegt 4 bis 8 h nach der Injektion. Am häufigsten verwendetes Basalinsulin, da es mit anderen Insulinsorten gut mischbar ist (Isophanie).

Am häufigsten verwendetes Basalinsulin

Zinkinsuline

Als Verzögerungsstoff dienen Zinkmoleküle, die Komplexe mit dem Insulin ausbilden. Die Wirkdauer liegt je nach Präparat bei bis zu 22 Stunden. Eine gleichmäßige Insulinwirkung über diese Zeit ist jedoch nicht gegeben, so dass es an verschiedenen Tagen zu unterschiedlichsten Wirkungsverläufen kommt. Damit kann es einerseits zu Hypoglykämien als auch Hyperglykämien kommen. Zinkinsuline sind nicht mischbar, da die zugemischten Insulinpräparate ebenfalls nur verzögert freigesetzt werden.

Zinkmoleküle als Verzögerungsstoff

Insulin-Analoga

Beim gentechnisch erstellten Insulin-Analogon Glargin (Lantus®) ist an der Stelle 21 der B-Kette Asparagin gegen Glycin ausgetauscht und am Carboxylende um zwei Argininbausteine verlängert. Durch diese Änderungen ergibt sich eine andere sterische Konfiguration, durch die die Resorption verlangsamt wird. In klinischen Anwendungsstudien zeigt sich eine konstante Wirkdauer über 24 Stunden.

Änderung der sterischen Konfiguration

3.2.4 Darreichungsform

Als Darreichungsformen des Insulins gibt es die reguläre Durchstechflasche mit U 40 Insulinen sowie U 100 Insuline. Die Ampullen für Pengeräte enthalten U 100 Insuline.

U 40: 1 ml = 40 IE
U 100: 1 ml = 100 IE

U 40 bedeutet, dass 1 ml Insulin 40 IE enthält, bei U 100 Insulin sind in 1 ml 100 IE.

Je nach Insulinkonzentration U 40 oder U 100 gibt es dazu passende Einmalspritzen. U 100 Insuline dürfen nicht mit U 40 Spritzen aufgezogen werden.

3.2.5 Mischungen/Kombinationsinsulin

30 % Altinsulin,
70 % Basalinsulin

Auf dem Markt gibt es unterschiedlichste Mischungen zwischen Normal-/Analog- und NPH-Insulinen; eine gängige Mischung in der Therapie des Typ-2-Diabetes ist 30 % Altinsulin und 70 % Basalinsulin.

Im Anhang findet sich die Liste der im Handel erhältlichen Insuline sowie die Wirkprofile der Kombinationsinsuline.

3.3   Insulintherapie bei Insulinmangeldiabetes

Zunächst muss das Therapieregime festgelegt werden, nach dem vorgegangen werden soll. Hierfür gibt es drei heute zur Verfügung stehende Schemata:
1. Intensivierte konventionelle Therapie (ICT)
2. Konventionelle Therapie
3. Insulinpumpe

Zielblutzuckerwert
zwischen 100 und
150 mg/dl

Als zweites wird das individuell ausgerichtete Therapieziel in Form eines Zielblutzuckerwertes angegeben. Man legt diesen Wert meist zwischen 100 und 150 mg/dl fest. Bestehen beispielsweise diabetische Folgeerkrankungen wie eine Nephro- oder Polyneuropathie, wird möglichst schnell ein niedriges Blutzuckerniveau als Ziel formuliert. Bei fehlender Hypoglykämiewahrnehmung wird der Zielwert höher angesetzt. Bei Patienten mit proliferativer, diabetischer Retinopathie muss der Zielblutzuckerwert langsam gesenkt werden, um das retinale Einblutungsrisiko nicht zu erhöhen.

Retinale Einblutung

Die Gesamtinsulindosis pro Tag errechnet sich anhand des Körpergewichtes. Es werden ungefähr ¾ IE Insulin pro kg Körpergewicht benötigt.

Gesamtinsulindosis:
¾ IE Insulin pro kg
Körpergewicht

So bedarf ein 70 kg schwerer Patient um die 50 IE pro Tag.

Bei der Ersteinstellung eines Typ-1-Diabetikers wird aufgrund der noch bestehenden Eigeninsulinsekretion weniger Insulin pro kg Körpergewicht benötigt. Es kann mit ungefähr ½ IE pro kg KG oder deutlich weniger gerechnet werden.

Ersteinstellung: ½ IE
pro kg Körpergewicht

3.3.1 Intensivierte konventionelle Therapie (ICT)

Die heute übliche intensivierte konventionelle Therapie (ICT) besteht aus einer zweimaligen Gabe eines länger wirksamen Insulins morgens und abends und zusätzlicher Applikation von kurz wirksamem Insulin als Boli zu den Mahlzeiten. Das länger wirksame Insulin deckt den Insulingrundbedarf des Körpers ab. Erhöhte Blutzuckerwerte werden mit zusätzlichen Insulinboli korrigiert.

Basalinsulin morgens
und abends
Alt-/Analoginsulin zu
den Mahlzeiten

Die Abb. **2** zeigt den Wirkverlauf der Insuline. Die Insulinapplikationszeiten müssen individuell nach den gemessenen Blutzuckerwerten und der vorgegebenen Lebensführung angepasst werden.

Die Gesamtinsulindosis wird im Verhältnis 1 : 1 auf Alt/Analog- und Basalinsulin, in der Regel ein NPH-Insulin, verteilt.

Gesamtinsulindosis:
50 % Basal-,
50 % Alt-/
Analoginsulin

Somit bekommt der Patient mit 50 IE Tagesdosis 25 IE Verzögerungsinsulin; diese Menge wird wiederum auf zwei gleiche Dosen morgens und abends aufgeteilt. Eine weitere Handregel zur Ermittlung der Basalinsulindosis besagt, dass pro Stunde 1 IE benötigt wird. Diese Regel stimmt nicht bei deutlichem Übergewicht.

Basalinsulin 1 IE/h

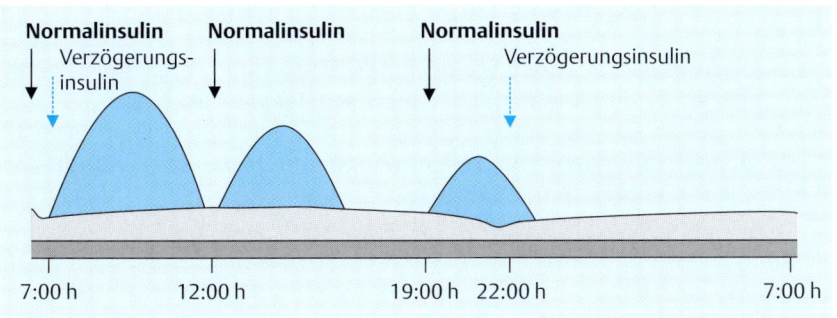

Abb. **2** Intensivierte
konventionelle Insulintherapie.

BE-Faktor:
Wie viele Einheiten
Insulin werden für
1 BE benötigt?

Zu den Mahlzeiten müssen je nach Menge der Kohlenhydrate (BE) unterschiedliche Insulinmengen gespritzt werden. Hierzu gibt man den BE-Faktor an. Er drückt aus, wie viele Einheiten Insulin zur Erhaltung der Normoglykämie für eine BE benötigt wird. In der Regel wird morgens für eine BE doppelt so viel Insulin benötigt wie mittags, da die kontrainsulinären Hormone die Insulinsensitivität morgens herabsetzen. Abends ist der Insulinbedarf dann wieder höher als mittags.

Insulinbedarf über
den Tag: morgens >
abends > mittags

Auch hier gibt es eine Handregel: Tagsüber senkt 1 IE Insulin den Blutzucker um 25 mg/dl und 1 BE hebt den BZ-Spiegel um 50 mg/dl. Also werden für eine BE im Mittel 2 IE Insulin gebraucht.

Bei unserem Beispiel geben wir 15 BE vor, mit folgender Aufteilung:
– Morgens 5, mittags 5, abends 5 BE.

Es sind insgesamt 25 IE Alt-/Analoginsulin zu den Mahlzeiten zu geben.

Da morgens doppelt soviele Einheiten Insulin pro BE benötigt werden, teilen wir die 25 IE durch 4 und erhalten somit den Faktor 6,25.

Insulinmengen		**BE-Faktor**
– morgens	$2 \times 6{,}25 = 12{,}5 \rightarrow 12$ IE	2,5
– mittags	$1 \times 6{,}25 = 6{,}25 \rightarrow$ 6 IE	1
– abends	$1 \times 6{,}25 = 6{,}25 \rightarrow$ 7 IE	1,5

Da abends meist wieder mehr Insulin als mittags benötigt wird, Aufrundung am Abend.

Bei den Diabetikern wird ein Blutzuckerwert angegeben, der erreicht werden sollte (Zielwert: zwischen 100 und 150 mg/dl). Zielwertüberschreitende Werte werden mit Insulin korrigiert.

Tagsüber Korrektur in
20er-Schritten,
nachts in
50er-Schritten

Tagsüber gibt man häufig 20er-Schritte an. Dies bedeutet, für einen BZ, der um 20 mg/dl über dem Zielwert liegt, wird eine Einheit mehr gegeben. Nachts wird in der Regel in 50er-Schritten angepasst.

Diese Werte müssen jedoch während der Einstellung unter Berücksichtigung der individuellen Insulinsensitivität angepasst werden.

Korrekturinsulin zur
Hälfte in die voran-
gehende Injektion
einbeziehen

Zusätzliche Insulingaben, die regelmäßig benötigt werden, werden halbiert und der vorangehenden Applikation zugeschlagen.

Bei mahlzeitenunabhängigem Bedarf an Insulin sollte dann die Basalrate gesteigert werden.

Die Basalrate tagsüber kann mittels eines Hungerversuches (Auslassen von Frühstück und Mittagessen) überprüft werden. Dazu werden morgendlich erhöhte BZ-Werte mit einer Alt-/Analoginsulingabe korrigiert. Bei passender Basalrate kommt es zu keinem nennenswerten Blutzuckeranstieg.

Hungerversuch

Bei der Umstellung eines ICT-Schemas von Normalinsulinboli auf Analoginsulin wird in der Regel die zu den Mahlzeiten injizierte Dosis kleiner, da häufig mit dem Normalinsulin auch ein kleiner Teil des Basalbedarfs abgedeckt wurde. Bei der Umstellung kommt es dann zu einem vermehrten Bedarf an Basalinsulin (ca. 4 IE). Häufig ist dann noch zusätzlich eine mittägliche Gabe des NPH-Insulins notwendig. Denn der zum Mittagessen verabreichte Analoginsulinbolus kann aufgrund der kurzen Wirkzeit die abendliche NPH-Lücke nicht decken. Es wird in der Regel die NPH-Insulingabe für den Tag in ⅓ morgens zu ⅔ mittags aufgeteilt.

Bei Umstellung auf Analoginsulin vermehrter Basalinsulinbedarf

3.3.2 Konventionelle Therapie

In wenigen Fällen sollte noch eine konventionelle Therapie beim Insulinmangeldiabetes durchgeführt werden.

Hierbei wird die Gesamtinsulindosis auf ⅔ morgens und ⅓ abends verteilt. Die Insulingaben erfolgen jeweils vor den Mahlzeiten. Bei jeder Injektion ist ein gewisser Anteil an Altinsulin für die Mahlzeit enthalten. Ein sehr häufiges Mischungsverhältnis ist hier ein 30% Alt- zu 70% Basalinsulin. Dies kann jedoch auch durch getrenntes Aufziehen individuell verändert werden.

Gesamtinsulindosis ⅔ am Morgen, ⅓ abends

Morgens wird doppelt so viel Insulin für eine BE benötigt wie abends.

Zu unserem Beispiel eines 70 kg schweren Patienten mit 50 IE pro Tag und gleich bleibender BE-Menge:
- morgens: 30 IE   30% Altinsulin   = 10 IE
                              70% Basalinsulin   = 20 IE
- abends: 20 IE   30% Altinsulin   = 7 IE
                              70% Basalinsulin   = 13 IE

Auch hier muss nach BZ-Messung korrigiert werden, indem die Altinsulindosis dann erhöht wird. Es wird wie bei der ICT verfahren, morgens 20er Schritte, nachts 50er-Schritte. Bei dieser Einstellungsform müssen die BE nach einem festen Tagesplan gegessen werden, Variationen bezüglich der Anzahl der BE sind eigentlich nicht möglich.

Mahlzeiten müssen zeitbezogen eingenommen werden

3.3.3 Insulinpumpe

Insulinpumpe

Basalrate stündlich einstellbar

Insulinboli zu den Mahlzeiten

Eine **Insulinpumpe** verabreicht kontinuierlich Alt-/Analoginsulin über eine subkutan in der Bauchhaut liegende Nadel. Bei den heutigen Pumpen lässt sich die Basalrate stündlich programmieren. Auf diese Art und Weise kann durch Erhöhen der Basalrate jeder wiederkehrende Blutzuckeranstieg abgefangen werden. Die zu den Mahlzeiten benötigten Insulinboli werden über Knopfdruck zusätzlich abgerufen. Bei der Einstellung erfolgt eine klare Trennung zwischen Basalinsulin- und Bolusbedarf.

Indikationen: Morgendlicher BZ-Anstieg, schwere Hypoglykämien, Schwangerschaft

Die Hauptindikation einer Insulinpumpe ist ein starker morgendlicher Blutzuckeranstieg (Dawn-Phänomen), der mit der Basalinsulingabe abends nicht zu beherrschen ist. Weitere Indikationen sind das Auftreten von schweren Hypoglykämien unter einer ICT-Therapie und die Schwangerschaft. Durch die kontinuierliche Gabe kleiner Insulinmengen verringert sich die Zahl der Hypoglykämien.

Bei der Einstellung verfährt man im Prinzip wie bei der ICT. Die Menge des Basalinsulins wird auf 24 h verteilt oder aber in gewissen Zeitabschnitten konzentriert.

Basalrate: 0,5 – 1 IE/h

Die stündliche Basalrate liegt in der Regel zwischen 0,5 und 1 IE.

Zu den Mahlzeiten werden Insulinboli entsprechend der Anzahl der BE und dem BE-Faktor gegeben.

Insulinperfusor: 1 ml = 1 IE Geschwindigkeit: 1 – 4 ml/h

In der Klinik werden oft zur Überbrückung von Phasen mit starker Hyperglykämieneigung bei Patienten **Insulinperfusoren** eingesetzt. In eine Perfusorspritze mit 50 ml werden 50 IE Altinsulin gegeben. Je nach aktuellem Bedarf können so 1 bis 4 IE Insulin pro Stunde i. v. verabreicht werden, indem man die Perfusorgeschwindigkeit zwischen 1 und 4 ml/h stellt. 1 – 2 ml/h ist eine häufige Einstellung. Nach folgendem Dosisplan je nach Blutzuckerwert kann vorgegangen werden. Der Zielblutzuckerwert liegt in dieser Situation zwischen 150 und 200 mg/dl. Bei BZ-Werten < 200 mg/dl erfolgt eine stündliche Blutzuckerkontrolle.

- BZ < 100   Perfusor abgestellt.
- BZ < 200   v: 1 ml/h
- BZ < 250   v: 2 ml/h
- BZ < 300   v: 3 ml/h
- BZ < 400   v: 4 ml/h

3.4   Insulintherapieplan beim Typ-2-Diabetes

Ist der Altersdiabetes nicht mehr mit oralen Antidiabetika und Diät führbar, muss eine Insulinsubstitution erfolgen. Je jünger der Patient ist, desto früher sollte diese Therapie begonnen werden. Eine Kombination der Insulintherapie mit oralen Antidiabetika kann sinnvoll sein, wenn zusätzliche Insulininjektionen eingespart werden. Ältere Typ-2-Diabetiker sollten so eingestellt werden, dass keine gravierenden Hypoglykämien auftreten.

Die Gesamtinsulindosis, die ein Typ-2-Diabetiker braucht, lässt sich nicht im Voraus errechnen, da die Insulinresistenz und Eigensekretion bei jedem Patienten unterschiedlich ist, insbesondere bei Patienten mit deutlichem Übergewicht gestaltet sich die Dosiseinschätzung schwierig. Eine Dosis zwischen 20 und 40 IE Insulin ist häufig.

Da die Wirkung des verabreichten Insulins schwer vorhersagbar ist, sollte mit geringen Mengen begonnen werden, die dann je nach Wirkung gesteigert werden kann. Der Bedarf an Insulin pro Tag liegt meistens zwischen 0,65 – 1,1 IE/kg Körpergewicht.

Die klassische Therapie besteht aus einer morgendlichen und abendlichen Gabe eines Mischinsulins, meist 25 – 30% Altinsulin und 70 – 75% Basalinsulin.

Man beginnt zum Beispiel mit einer morgendlichen Gabe von 8 IE. Zur Nacht gibt man anfänglich kein Insulin, um nächtliche Hypoglykämien zu vermeiden.

Hohe BZ-Werte werden während der Einstellung mit Altinsulin korrigiert. Die Insulinmengen, die zur Korrektur benötigt wurden, sind dann zu etwa ½ in die vorangehende Dosis einzubeziehen.

Kommt es zu einem starken postprandialen Anstieg/Abfall, der jedoch nicht durch Dosissteigerung/-reduzierung zu bewältigen ist, muss der Altanteil im Gemisch gesteigert/gesenkt werden. Es gibt heute praktisch jedes Mischungsverhältnis auf dem Markt.

Zunehmend häufiger werden auch Typ-2-Diabetiker auf eine intensivierte Therapie eingestellt. Diese haben dann jedoch einen höheren Tagesinsulinbedarf von etwa 50 IE. Hierbei kann man bei der Einstellung wie im Abschnitt 3.3.1 beschrieben verfahren.

Je jünger der Patient, desto früher die Gabe von Insulin

Kombination mit oralen Antidiabetika

Gesamtinsulindosis: 0,65 – 1,1 IE/kg, häufig 20 – 40 IE

Korrekturinsulin zu ½ in die vorhergehende Injektion einbeziehen

Bei hoher Insulin-resistenz: Analog-insulin präprandial	Bei Patienten mit einer hohen Insulinresistenz reicht eine mehrmalige präprandiale Gabe an Analoginsulinboli tagsüber kombiniert mit einer Gabe eines Basalinsulins zur Nacht.

3.5   Orale Antidiabetika

Voraussetzung: Insulineigensekretion	Orale Antidiabetika kommen nur in der Therapie des Typ-2-Diabetes zum Einsatz, da eine Insulineigensekretion Voraussetzung ist.

3.5.1 Biguanide

Hemmung der hepatischen Glukoneogenese Niedrigere periphere Insulinspiegel	Die Biguanide (z.B.: Metformin: Glucophage, Mediabet®, Siofor®) gehören zu den nicht insulinotropen, oralen Antidiabetika. Sie besitzen blutzuckersenkende Wirkung über die Hemmung der hepatischen Glukoneogenese. Darüber hinaus kommt es zu einer gesteigerten Glukoseaufnahme in die peripheren Zellen (Muskulatur, Darm, Leber, Fettgewebszellen). Durch das Medikament sinken die peripheren Insulinspiegel.
Senkung der Lipidspiegel	Bei niedrigerem Insulinspiegel kommt es zu keinem vermehrten Hungergefühl. Eine Gewichtsreduktion über kalorienarme Ernährung wird erleichtert. Gleichfalls erfolgt eine Senkung der Lipide.

Pharmakokinetik: Maximaler Serumplasmaspiegel des Retard-Präparates 2 h nach oraler Einnahme. Der Wirkstoff akkumuliert im Gastrointestinaltrakt, Leber, den Nieren und den Speicheldrüsen. Er liegt im Plasma an Protein gebunden vor und wird renal im proximalen Tubulus sezerniert.

Diarrhö	**Nebenwirkungen:** dosisabhängig: Diarrhö, Übelkeit, Erbrechen, meist passager, daher langsame Aufdosierung; Beginn mit 1 × 500 mg/Tag (1-0-0; 1-0-1).
Laktazidose, meist bei Missachten der Kontraindikationen	Eine gravierende, seltene Nebenwirkung stellt die Laktazidose dar, die meistens bei Missachten der Kontraindikationen entsteht.

Kontraindikation: eingeschränkte Nierenfunktion (Serumkreatinin > 1,2 mg/dl), schwere Lebererkrankungen, Pankreatitiden, Alkoholismus, Zustände mit schlechter Sauerstoffversorgung der Gewebe (resp. Insuffizienz, schwere Herzinsuffizienz, perioperativ, KHK, pAVK, katabole Zustände).

Metformin: max. 2 × 850 mg/d	**Tagesdosis:** max. 2 × 850 mg

3.5.2 Acarbose

Das nicht insulinotrope Antidiabetikum Acarbose (Glucobay®) ist ein stickstoffhaltiges Kohlenhydrat, das über die Hemmung der α-Glucosidase der Mukosazellen wirkt. Die Acarbose konkurriert mit Oligosacchariden aus dem Darm an der α-Glucosidase als nicht spaltbares Saccharid und wirkt dadurch hemmend auf die Resorption der Kohlenhydrate.

Über den Stellenwert der Acarbose in der Diabetestherapie sind umstrittene Meinungen bekannt. Es wurden jedoch postprandiale Blutzuckersenkungen bis zu 30 mg/dl beschrieben.

Nebenwirkung: deutliche Flatulenz

Tagesdosis: Acarbose bis 3 × 100 mg.

3.5.3 Sulfonylharnstoffe

Sulfonylharnstoffe sind insulinotrope orale Antidiabetika. Dazu gehören z. B. Glibenclamid, Glimepirid und Gliquidon (Euglucon®, Glibenhexal®, Amaryl®, Glurenorm®). Diese Stoffe initiieren den Schluss von K-ATP-Kanälen, was zu einer Depolarisation der Zellmembran führt. Das bewirkt eine vermehrte Öffnung der Kalziumkanäle der β-Zelle. Die Ca-Konzentration im Zytosol steigt an, was zu einer Stimulation des Mikrofilamentsystems führt. Dadurch kommt es zu einem vermehrten Transport von Insulingranula in Richtung Zellmembran. Es kommt zu einer vermehrten Sekretion, nicht jedoch zu einer größeren Insulinproduktion. Daher wirken diese Stoffe nur bei noch intakter Insulinsekretion und endogener Produktion. Die Effektivität der Stimulation ist bei erhöhten Glukosekonzentrationen erniedrigt.

Das Medikament erhöht die Insulinspiegel und unterhält darüber den Resistenzmechanismus an den peripheren Zellen positiv.

Pharmakokinetik: Abbau in der Leber, Wirkdauer bis zu über 24 h.

Nebenwirkungen: Unter der Therapie kann es zu deutlichen und protrahierten Hypoglykämien kommen, insbesondere wenn Mahlzeiten ausgelassen werden. Durch die hohen Insulinspiegel besteht ein vermehrtes Hungergefühl. Eine Gewichtsabnahme wird dadurch erschwert.

Hemmung der Resorption der Kohlenhydrate aus dem Darm

Flatulenz

Dosis: 3 × 100 mg/d

Insulinotrop

Vermehrte Insulinsekretion

Erhöht die Insulinspiegel

Protrahierte Hypoglykämien

Bei zunehmender Niereninsuffizienz ist die Gefahr protrahierter Hypoglykämien erhöht, da das freigesetzte Insulin länger im Körper verweilt und somit längere Zeit wirkt.

Bei Niereninsuffizienz kann Gliquidon eingesetzt werden, da dieses Präparat hauptsächlich hepatisch eliminiert wird.

Glibenclamid:
max. 3 × 3,5 mg/d
Glimepirid:
max. 3 mg/d
Gliquidon:
max. 4 × 30 mg/d

Tageshöchstdosis:
Glibenclamid: max. 3 × 3,5 mg in der Aufteilung 2-1-0
Glimepirid: max. 3 mg am Tag als morgendliche Dosis
Gliquidon: max. 4 × 30 mg/d auf 3 Gaben über den Tag verteilt.

Die Tagesdosis wird unter Blutzuckerkontrolle langsam gesteigert,
 − bei Glibenclamid Beginn mit einer ½ Tablette,
 − bei Glimepirid mit 1 mg pro Tag.
 − bei Gliquidon Beginn mit 15 mg, ½ Tablette

Die Tagesverteilung der Medikation muss bei jedem Patienten individuell ermittelt werden. Die morgendliche Gabe ist am sinnvollsten, da es durch das Medikament zu einer länger andauernden Stimulation kommt. Bei abendlicher Verabreichung kann es zu nächtlichen Hypoglykämien kommen.

3.5.4 Glinide

Glinide (Novonorm®, Starlix®) sind ebenfalls insulinotrope Medikamente, die ähnlich wie die Sufonylharnstoffe die Insulinsekretion steigern. Durch Öffnen von Kalziumkanälen steigt die intrazelluläre Ca-Konzentration in der β-Zelle. Dies bewirkt eine erhöhte Insulinsekretion am Golgiapparat.

Glinide haben im Vergleich zu Glibenclamid eine fünffach höhere und auch schnellere Wirkung. Daher können sie direkt vor den Mahlzeiten eingenommen werden. So entstehen nur zu den Mahlzeiten erhöhte Insulinspiegel, was die Hypoglykämieneigung senkt.

Es gibt zur Zeit nur wenige klinische Erfahrungen mit diesem Medikament.

In klinischen Studien zeigte sich, dass mit einer alleinigen Gabe von Gliniden keine gute Einstellung erreicht werden konnte. Bei einer zusätzlichen abendlichen NPH-Insulingabe konnten bessere Ergebnisse erzielt werden.

Dosierung:
- Repaglanide (Novonorm) zu Beginn 3 × 0,5 mg/d zu steigern auf max. 3 × 2 mg/d
- Nateglinide (Starlix): 3 × 120 mg/d

Repaglanide:
max. 3 × 2 mg/d
Nateglinide:
max. 3 × 120 mg/d

3.5.5 Insulinsensitizer

Diese Medikamente (Glitazone: Actos®, Avandia®) verbessern die Insulinwirkung an der Zelle durch Phosphorylierung der Insulinrezeptormoleküle. Damit handelt es sich um nicht insulinotrope Substanzen.

Nicht insulinotrop

In klinischen Studien konnte in Kombination mit Sulfonylharnstoff- oder Metforminpräparaten eine Senkung der Blutzuckerwerte gezeigt werden. Der HbA1c-Wert konnte bis zu 1 % gesenkt werden. Bei Zugabe von Insulinsensitizern konnten hohe Tagesinsulindosen deutlich gesenkt werden. Zusätzlich zeigte sich ein lipidsenkender Effekt. Als Nebenwirkungen traten eine leichte Anämie, periphere Ödeme sowie eine Gewichtszunahme auf. Die Gewichtszunahme ist jedoch über die verbesserte Insulinwirkung zu erklären.

Lipidsenkung

Nebenwirkungen:
Anämie, periphere
Ödeme,
Gewichtszunahme

Da manche Glitazone Leberwertveränderungen hervorrufen, sollten hier diese Parameter kontrolliert werden.

Folgende Präparate sind im Handel:
- Pioglitazon (Actos®): einmalig 30 mg/d morgens,
- Rosiglitazon (Avandia®) Beginn mit einmal 4 mg/d, steigerbar auf 8 mg/d.

Pioglitazon:
Dosis 30 mg/d

Rosiglitazon:
Dosis 8 mg/d

3.5.6 Therapieplan mit oralen Antidiabetika beim Typ-2-Diabetes

Je nach Verhältnis des Ausmaßes von Insulinresistenz und Sekretionsstörung kann mit oralen Medikamenten therapiert werden (Tab. **2**).

Tabelle **2**
Stufenplan der
Therapie bei
Typ-2-Diabetes

Insulinresistenz > Insulinsekretionsstörung	Insulinresistenz < Insulinsekretionsstörung
z. B.: adipöser Typ-2-Diabetiker	z. B.: MODY
Diät	
körperliche Bewegung	
Metformin, Glitazone, Acarbose, bei nicht ausreichendem Therapieerfolg Insulin	Sulfonylharnstoff, Insulin

3.6   Therapiekontrolle und Dokumentation

3.6.1 Blutzuckerselbstkontrolle

Eine entscheidende Säule in der Diabetestherapie ist die Selbstkontrolle. Dies wird durch regelmäßige Blutzuckerselbstkontrollen gewährleistet. Alle Diabetiker sollten präprandial den BZ bestimmen, wenn sie zu der Mahlzeit Insulin verabreichen; Werte um 100 mg/dl sind anzustreben. In der Einstellungsphase werden auch die postprandialen BZ-Werte (2 h nach der Mahlzeit) benötigt. Hier sollten die Werte nicht über 160 mg/dl liegen.

Ein weiterer wichtiger Blutzuckerwert ist der Wert vor dem Zubettgehen. Denn dieser gibt die Ausgangslage für die Nacht an. Werte zwischen 120 und 150 mg/dl sind gut. Zu niedrige Werte müssen durch eine Zusatz-BE angehoben werden.

Somit kommt man auf ein Minimum von vier Blutzuckerwerten pro Tag, insbesondere bei der ICT-Therapie (nüchtern, mittags, abends, zur Nacht). In Sondersituationen sollte häufiger gemessen werden. Durch Dokumentation der Blutzuckerwerte in Tagebücher, die von der Industrie angeboten werden, können Situationen retrospektiv erfasst werden und die Basis für Therapieanpassungen mit dem betreuenden Arzt sein. Dort werden auch besondere Ereignisse wie körperliche Betätigung, Infekte u. a. vermerkt. Einige Hersteller bieten PC-gestützte Systeme an, die die gemessenen Blutzuckerwerte aus dem Gerät auslesen und statistisch auswerten.

3.6.2 Harnzucker-, Harnketonmessung

Die Harnzuckermessung wird heute nicht mehr angewandt, da sie keine Aussage über den aktuellen Blutzucker bieten kann. Jedoch gibt es die Kontrollmöglichkeit der Harnketonmessung. In katabolen Stoffwechselzuständen kommt es zur Energiegewinnung durch Fettverbrennung. Es werden dadurch vemehrt Ketonkörper produziert, die über den Urin ausgeschieden werden, so in Phasen der Hyperglykämien. Auch in Phasen der Hypoglykämie kommt es beim Typ-1-Diabetiker zur Energiegewinnung aus den Fettreserven, so dass in diesen Fällen auch die Harnketonmessung positiv ist.

3.6.3 Langzeittherapiekontrolle

Als Langzeitparameter zur Überprüfung der Stoffwechseleinstellung dient der HbA1c-Wert. Bei der Erstellung dieses Werts wird die Glykolisierung des Hämoglobins gemessen. Die Bindung von Glukose an das Hb erfolgt irreversibel und proportional zur Höhe des BZ. Da die Glukosebindung an das Hb irreversibvel ist, ändert sich der HbA1c-Wert somit frühestens nach 120 Tagen, der Lebensdauer der Erythrozyten. Die angestrebte Kontrollhäufigkeit liegt bei 3- bis 4-mal pro Jahr.

HbA1c 3 – 4-mal pro Jahr

Bei häufigen starken Hypoglykämien wird jedoch ein falsch niedriger HbΛ1c gemessen.

Der HbA1c ist von Labor zu Labor unterschiedlich und somit nicht vergleichbar. Um einen Vergleich durchführen zu können muss der Normbereich des HbA1c bekannt sein (Abb. **3**).

HbA1c von Labor zu Labor verschieden

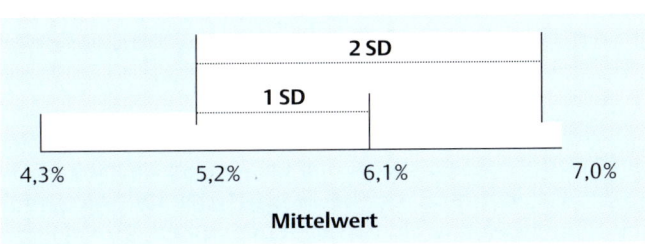

Abb. **3** Normbereich zwischen 4,3 und 6,1 %; SD: Standardabweichung hier 0,9 %.

Ein guter HbA1c-Wert liegt maximal um eine Standardabweichung oberhalb des Normbereiches. Dies entspricht einer Abweichung von 2 Standardabweichungen vom Mittelwert.

Guter HbA1c: 1 Standardabweichung oberhalb des Normbereichs

Folgendes Verhältnis besteht zwischen mittlerem Blutglukosewert und HbA1c:

1 % erhöhter HbA1c spiegelt einen um 30 mg/dl erhöhten mittleren Glukosespiegel wider. Der Normalwert für den mittleren Blutglukosespiegel beträgt 90 bis 100 mg/dl.

1 % erhöhter HbA1c – BZ-Niveau um 30 mg/dl erhöht

Tabelle **3**
Gesamtbeurteilung
der Einstellung

Typ-1- und jüngere Typ-2-Diabetiker	ältere Typ-2-Diabetiker
Nüchtern BZ: < 110 mg/dl	Nüchtern BZ: < 160 mg/dl
Postprandial BZ: < 160 mg/dl	Postprandial BZ: < 200 mg/dl
zur Nacht Werte zwischen 120 – 150 mg/dl	zur Nacht Werte < 200 mg/dl
keine Glukosurie	
HbA1c: < 7 %, < 2 Standardabweichungen	HbA1c: < 8 %, < 3 Standardabweichungen Zur Vermeidung von Hypo- glykämien wird eine schlechtere Einstellung akzeptiert.

3.7   Bewegung – körperliche Aktivität

Die vierte Säule in der Diabetes-Therapie bildet die körperliche Bewegung, der Sport.

Tägliche Bewegung

Es ist jedoch nicht notwendig, Sport bis zur körperlichen Erschöpfung zu
betreiben. Im Gegenteil, dies ist überhaupt nicht erwünscht. Vielmehr ist
es wichtig, sich regelmäßig körperlich zu betätigen, wenn möglich jeden
Tag. Am besten fügt man diese in seinen alltäglichen Ablauf ein. Anstelle
den Aufzug zu benutzen, können Treppen gestiegen werden, auf kürze-
ren Strecken kann das Fahrrad an Stelle des Autos benutzt werden.

Ausdauertätigkeiten

Als gut geeignete Bewegungsformen sind die Ausdauertätigkeiten wie
Joggen, Wandern, Schwimmen und Rad fahren zu bezeichnen.

Alle Sportformen, bei denen isometrische Arbeit erbracht wird, sind als
weniger empfehlenswert zu betrachten.

Auch solche Betätigungen, bei denen auftretende Hypoglykämien nicht
rechtzeitig ausgeglichen werden können, sind schlecht. Hierzu gehört
zum Beispiel Tiefseetauchen und Klettern.

Durch zwei- oder dreimal pro Woche je nach Intensität durchgeführte
körperliche Bewegung wird die Stoffwechseleinstellung sehr viel ausge-
wogener. Es geht der tägliche Insulinbedarf zurück, insbesondere der Bedarf an Basalinsulin. Die Nüchternblutzuckerwerte sinken deutlich.

Bei einer sehr labilen Blutzuckereinstellung muss immer auch an Bewegungsmangel als Kofaktor gedacht werden.

Schlechte BZ-Werte – Bewegungsmangel

Vor Beginn einer sportlichen Tätigkeit sollte das Blutzuckerniveau bekannt sein.

Besteht zu Beginn einer sportlichen Tätigkeit ein erhöhter Blutzuckerspiegel von mehr als 180 mg/dl, so kann es unter der Belastung zu einem weiteren Anstieg kommen. Durch den Insulinmangel besteht eine katabole Stoffwechsellage, wodurch es dann zu einer weiteren Energiegewinnung aus den Fettreserven kommt. Dies kann durch eine vorherige Korrektur mit 2 bis 4 IE Altinsulin oder Analog-Insulin vermieden werden.

Vor Sport BZ > 180 mg/dl: 2 – 4 IE Altinsulin

Lässt sich die körperliche Betätigung frei im Tagesablauf einfügen, so sollte auch der Zeitpunkt so gewählt werden, dass der Sport nicht im zeitlichen Wirkungsmaximum der verabreichten Insuline liegt.

Aber auch kurzfristige sportliche Betätigung bis zur körperlichen Erschöpfung sind durchaus für einen Diabetiker möglich. In solchen Situationen werden dann Dosisanpassungen und Extra-BE erforderlich.

Bei unvorhergesehener Belastung können kurz wirksame BE wie Zucker ohne Berechnung gegessen werden und bei der nächsten Mahlzeit die Altinsulindosis um 30% gesenkt werden. Jede Anstrengung wirkt noch längere Zeit (bis zu 12 h) Blutzucker senkend. Durch engmaschige BZ-Kontrollen muss dies dann überwacht werden.

Bei unvorhergesehener Belastung: Zusatz-BE

Als kleine Handregel zur Ermittlung der benötigten Kohlenhydratmenge kann man die so genannte Sporteinheit (SpE) ansehen. Eine SpE senkt den Blutzucker um 50 mg/dl. Der blutzuckersenkende Effekt ist jedoch auch stark vom Trainingszustand des Diabetikers abhängig, je trainierter der Patient, desto geringer der BZ senkende Effekt.

1 SpE senkt den BZ um 50 mg/dl

- 1 SpE = ½ h Joggen,
      = 1 h Fahrrad fahren mittlerer Intensität.

Bei geplanter körperlicher Betätigung (zum Beispiel Umzug, Frühjahrsputz oder ein abendliches Tanzfest) kann dann die zugehörige Basalrate zwischen 30 und 50% gesenkt werden. Dadurch werden dann nur noch gelegentlich Extra-BE benötigt.

Bei geplanter Bewegung, Senken der Basalrate um 30 – 50%

Jeder Diabetiker muss seine individuelle Insulindosisanpassung ermitteln. Hiermit werden dann die Extrakontrollen des Blutzuckers auch seltener.

Zusammenfassend zur Therapie des Diabetes

Therapieziel

Es wird das individuelle Therapieziel formuliert, das heißt es wird festgelegt, wie hoch das Blutzuckerniveau sein soll und welche individuelle Problematik wie Folgeerkrankungen mit berücksichtigt werden muss.

Therapiestrategie

Anhand des Bedarfs an Insulin oder oralen Antidiabetika werden die Therapiemittel und ihre zeitliche Verabreichung festgelegt.

Therapiekontrolle

Auf alle Fälle ist es dringend notwendig, dass jegliche Therapieänderung oder Anordnung mit dem Patienten zusammen überlegt und erstellt wird. Diese müssen immer mit dem Lebensablauf des Patienten übereinstimmen, sonst werden dann diese Änderungen auch von dem Patienten gar nicht akzeptiert.

Es ist nicht nur die Qualität der Einstellung wichtig, sondern auch die Lebensqualität

Man sollte also nicht nur auf die Qualität der Einstellung (HbA1c-Wert, Nüchtern BZ, …) achten, sondern immer auch die Lebensqualität des Diabetikers mitberücksichtigen. Insbesondere ist die Integration des Patienten in das soziale Umfeld mit der Erkrankung sehr wichtig. Um dies zu erreichen, muss manchmal eine geringfügig schlechtere Einstellung akzeptiert werden.

4 Sondersituationen

4.1 Hypoglykämie

4.1.1 Symptome und Ursachen

Als Hypoglykämie bezeichnet man den Zustand eines Blutzuckerabfalls auf Werte unter 50 mg/dl. Hierbei treten dann unterschiedliche Alarmsignale in verschiedener Intensität auf, die wiederum von dem relativen Blutzuckerabfall und der Geschwindigkeit des Abfalls gezeichnet sind.

BZ < 50 mg/dl

Die Symptomatik wird direkt durch den zerebralen Glukosemangel oder indirekt durch die hormonelle Gegenregulation (Sympathikusstimulation) verursacht (Tab. **4**).

Symptome sind von der Geschwindigkeit des BZ-Abfalls abhängig

Liegen bei einem Diabetiker chronisch hohe Blutzuckerwerte vor, können diese Symptome auch unter Normoglykämie auftreten. Bei längerer Erkrankung verändern sich die individuell auftretenden Symptome und werden meist undeutlicher, so dass Hypoglykämien erst später erkannt werden. Insbesondere bei sehr scharfer Einstellung und häufiger auftretenden gravierenden Hypoglykämien bereitet eine Abschwächung der Alarmsignale Probleme.

Blutzuckerwerte < 50 mg/dl; Symptomatik bei fallenden Werten

Tabelle **4** Zunehmende Ausprägung der Hypoglykämie-symptome bei sinkendem BZ

$\longrightarrow$

Schweißausbruch	Verlangsamung	Neurologische Symptomatik:
Heißhunger	Unruhe	– Parästhesien
Tachykardie	Verwirrtheit	– Paresen
	Müdigkeit	– Hyperreflexie
	Kopfschmerzen	– Doppelbilder
	Übelkeit	– Krampfanfälle
		– Schluckstörungen
		– Bewusstlosigkeit

Bis zu vier leichte Hypoglykämien pro Woche mit einem BZ bis 60 mg/dl, bei denen keine fremde Hilfe benötigt wird, können bei einem insulinpflichtigen Diabetiker toleriert werden.

Ursache für eine Hypoglykämie ist im Prinzip ein Missverhältnis zwischen Insulinangebot und -bedarf. Dies kann folgende Gründe haben:
- vermehrte körperliche Arbeit
- ausgelassene Mahlzeiten
- Alkoholkonsum (Hemmung der Gluconeogenese in der Leber durch Alkohol)
- Beginnende Niereninsuffizienz
- Frühstadium der Schwangerschaft
- glutensensitive Enteropathie (Zöliakie)
- Hyperthyreose

4.1.2 Therapie

Bei einer Hypoglykämie müssen schnell wirkende Kohlenhydrate wie Traubenzucker, Honig oder zuckerhaltige Getränke gegeben werden. Solange der Patient schlucken kann, ist die Kohlenhydratgabe oral möglich. Bei Schluckstörungen und Bewusstlosigkeit kann entweder Gebrauch von einem Notfallkit mit 1 mg Glucagon gemacht werden, welches i. m. oder s. c. gespritzt wird oder 500 ml 20 % Glukoselösung als Kurzinfusion gegeben werden.

Nach einer schweren Hypoglykämie müssen immer sofort auch langfristig weitere Kohlenhydrate zugeführt werden, da bei der Unterzuckerung die Leberglukosereserven in Form von Glukogen vollständig aufgebraucht werden. Eine erneute Hypoglykämie könnte dann vom Körper über Glucagonausschüttung nicht ausgeglichen werden.

Die Gabe von Kohlenhydraten kann oral oder per Glukoseinfusion erfolgen.

Nach Hypoglykämie kommt es häufig anschließend zu einem deutlichen Blutzuckeranstieg durch die in der Regel überschießende Freisetzung der Leberglukosereserven. Bei nächtlichen Hypoglykämien bleibt diese Leberglykogenfreisetzung nicht selten aus.

Nach einer schweren Hypoglykämie muss zuerst die Ursache benannt werden. Wurde eine Mahlzeit ausgelassen oder war die Insulindosis zu hoch? Im letzteren Fall erfolgt eine sofortige Anpassung der Insulindosis durch deutliche Reduktion von mindestens 4 IE.

Marginalien (linke Spalte):

Bis zu 4 leichte Hypoglykämien pro Woche sind akzeptabel

Missverhältnis zwischen Insulinangebot und -bedarf

Gabe zuckerhaltiger Nahrungsmittel

Notfallkit

Nach schweren Hypoglykämien immer auch längerfristige Kohlenhydrate zuführen

Gegenregulation nach Hypoglykämie durch Leberglukogenfreisetzung

Reduktion der Insulindosis

4.2   Hyperglykämie – diabetisches Koma

4.2.1 Symptome und Ursachen

Eine Hyperglykämie ist eine akute Stoffwechselentgleisung. Es kommt zur Polyurie und Exsikkose, trockener, geröteter Haut und starkem Durstgefühl. Es besteht ein relativer Insulinmangel.

Beim Insulinmangeldiabetes wird dann die Energiegewinnung in der Zelle aus der Fettverbrennung gewonnen, da keine Glukose mehr in die Zelle gelangt. Hieraus resultiert eine vermehrte Ketonkörperbildung mit einer metabolischen Ketoazidose. Als Folge der respiratorischen Kompensation setzt eine vertiefte Atmung ein (Kussmaul-Atmung). Es tritt ein deutlicher Mundgeruch nach Aceton auf.

Insulinmangel-diabetes: Ketoazidose mit respiratorischer Kompensation

Kussmaul-Atmung

Beim Diabetes Typ 2 kommt es zu keinem Fettabbau zur Energiegewinnung, da die Zellen weiterhin Glukose insulinvermittelt aufnehmen. Denn die Insulinspiegel sind im Vergleich zu einem Nichtdiabetiker deutlich erhöht. In diesem Fall kommt es zu einem hyperosmolaren Koma mit deutlich erhöhten BZ-Werten. Dabei tritt dann meist auch eine Bewusstseinstrübung ein. Die Exsikkose ist schwerwiegend.

Typ-2-Diabetes: hyperosmolares Koma

Ursache für eine Hyperglykämie können ausgelassene Insulingaben oder akut auftretende Infekte sein.

Insulinmangel oder Infekt als Ursache

4.2.2 Therapie

Leichte Entgleisungen des Blutzuckers ohne Azidose oder Exsikkose können vom Patienten selber korrigiert werden. Es wird mit Altinsulin oder Analog-Insulinboli s. c. mit 6 – 8 IE bei Werten bis 400 mg/dl begonnen.

Insulin 6 – 8 IE s.c.

Schwere Entgleisungen mit Azidose, Exsikkose bis hin zum diabetischen Koma müssen stationär therapiert werden.

Das diabetische Koma kommt nur noch selten vor, ist jedoch ein schweres Krankheitsbild.

Die primäre Therapie der Hyperglykämie ist die parenterale Flüssigkeitssubstitution.

Flüssigkeitsubstition i.v.

Vor dem Beginn der Insulinsubstitution muss der Kaliumspiegel normalisiert werden. Durch die Insulinwirkung wandert weiteres Kalium nach intrazellulär. Die Hypokaliämien können zu Rhythmusstörungen führen. Daher wird der Kaliumspiegel hoch normal gehalten.

Kalium im Hochnormalbereich halten

Bei Blutzuckerspiegeln um 400 mg/dl muss mit Insulinboli i. v. zwischen 6 und 8 IE begonnen werden.

Insulinboli 6 – 8 IE i. v.

Bei höherem Bedarf wird mit einem Insulinperfusor therapiert. Es sollten dann 1 bis 2 IE/h Altinsulin kontinuierlich gegeben werden unter Erstellung eines Blutzuckerprofils. Es darf nur langsam der Blutzuckerspiegel gesenkt werden, um ein drohendes Hirnödem zu vermeiden. Keinesfalls darf der Blutzucker innerhalb der ersten Tage normalisiert werden!

Insulinperfusor 1 – 2 IE/h
Keine schnelle Normalisierung des BZ; Cave Hirnödem

Bei deutlich erhöhten Blutzuckerwerten ist die Insulinwirkung herabgesetzt, und es wird mehr Insulin benötigt als bei der Normoglykämie. Bei schweren Azidosen mit einem pH-Wert von < 7,15 kann eine Pufferung mit Natriumbicarbonat vorgenommen werden.

4.3   Infektionen

Bei Infekten jeglicher Art ist der Insulinbedarf erhöht. In der akuten Situation wird die Menge des Basalinsulins beibehalten. Die Blutzuckerspitzen werden durch Altinsulingaben zwischen 4 und 8 IE alle 4 – 6 h ausgeglichen. Ein um bis zu 50 % höherer Insulinbedarf kann auftreten.

Erhöhter Insulinbedarf: – 8 IE Altinsulin alle 6 h

Folgender Spritzplan ist sinnvoll:
– BZ > 200 = 4 IE Altinsulin s. c.
– BZ > 250 = 6 IE
– BZ > 300 = 8 IE

Ein erhöhter Insulinbedarf besteht in der Regel kurz vor Ausbruch des Infektes und bei Fieber. So kann ein Patient schon vor den ersten Infektanzeichen aufgrund der Stoffwechselsituation sagen, dass ein Infekt auftreten wird.

Es ist äußerste Vorsicht bei Gastroenteritiden mit rezidivierendem Erbrechen und Diarrhöen geboten; hier kann es leicht zu schweren Hypoglykämien kommen.

Gastroenteritis: schwerwiegende Hypoglykämien

In diesen Situationen darf beim Typ-2-Diabetiker nur Altinsulin verabreicht werden. Auch orale Antidiabetika dürfen wegen der Hypoglykämiegefahr nicht verwendet werden. Bei einem Typ-1-Diabetiker, welcher auf ein ICT-Schema eingestellt ist, wird das Basalinsulin in 20 % reduzierter Dosis verabreicht. Erhöhte Blutzuckerwerte werden mit Altinsulin korrigiert.

Reduktion des Basalinsulins um 20 %

4.4   Operationen/internistische Eingriffe

Eine geplante **Operation** sollte immer unter optimaler Stoffwechsel-situation erfolgen.

Perioperativ muss der Patient nüchtern bleiben. Diabetiker sollten morgens als erste auf den OP-Plan gesetzt werden.

Typ-2-Diabetiker, die mit oralen Antidiabetika behandelt sind, werden auf Altinsulin umgesetzt.

Bei BZ-Werten über 200 mg/dl ist eine präoperative Insulingabe sinnvoll, und zwar in Einzelboli von 4 – 6 IE s.c. Es kommt nur kurz wirksames Insulin zum Einsatz. Sollte der Blutzucker bei den kontinuierlichen Messungen unter 100 mg/dl fallen, wird mit Glukose per Infusion ausgeglichen.

Insulinpflichtige Diabetiker bekommen ebenfalls Altinsulin verabreicht. Man beginnt mit der Gabe von ¼ der Tagesgesamtdosis und reduziert bei weiteren Injektionen immer um die Hälfte.

Bei BZ-Werten < 100 mg/dl sollte sofort 5 %ige Glukoseinfusion angehängt werden.

Intraoperativ sollten die BZ-Werte zwischen 100 und 200 mg/dl liegen.

Korrekturschema bei erhöhten Werten:
– > 200 mg/dl: 4 – 6 IE
– > 300 mg/dl: 6 – 10 IE Altinsulin

Bei **internistischen Eingriffen** wie Koloskopie oder Gastroskopie, die in der Regel nur kurze Zeit dauern, kann bei einem auf ein ICT-Schema eingestellten Diabetiker morgens eine um 10 % reduzierte Basalrate verabreicht werden.

Es wird kein mahlzeitengebundener Altinsulinbolus verabreicht. Bei länger dauernden Eingriffen muss jedoch wie für eine Operation verfahren werden.

Bei Einstellungen auf ein Mischinsulin mit zum Beispiel 30 % Altinsulin-anteil bei Typ-2-Diabetiker, darf dieses nicht verabreicht werden. Vor der Untersuchung erhöhte Blutzuckerwerte werden dann mit 2 – 4 IE Altinsulin korrigiert. Ist nach dem Eingriff eine Mahlzeiteneinnahme mög-

Typ-2-Diabetes: Nur Altinsulingaben BZ > 200 mg/dl: 4 – 6 IE Altinsulin s.c.

Typ-1-Diabetes: Gabe von ¼ der Tagesdosis initial in Form von Altinsulin

lich, kann dann die gewöhnliche Menge des Mischinsulins gegeben werden. Ansonsten wird weiter mit Altinsulin korrigiert.

4.5   Schwangerschaft

Optimale Einstellung
mindestens 1 Monat
vor Empfängnis

Bei einem vorbestehenden Diabetes sollte jede Schwangerschaft geplant werden. Dies bedeutet, dass eine gute Einstellung mindestens einen Monat vor Empfängnis erlangt werden sollte. Um eine regelrechte Schwangerschaft mit einer komplikationslosen Geburt zu gewähren, ist eine sehr gute Diabetesführung gefordert. Hierzu gehört eine Normalisierung des HbA1c-Wertes. Die Nüchternblutzucker müssen kleiner 100 mg/dl sein. Eine engmaschige Kontrolle mit postprandialen Werten kleiner 160 mg/dl ist Voraussetzung.

Normalisierter HbA1c

Postprandiale BZ
< 160 mg/dl

Makrosomie

Bei schlechter Diabeteseinstellung kommt es beim Fötus zur Makrosomie, die eine Spontangeburt unmöglich machen kann. Durch den Antransport von hyperglykämischem Blut wird das kindliche Pankreas stimuliert und so vermehrt Insulin abgegeben. Es kommt zu einer vermehrten Lipogenese. Das Geburtsgewicht kann bis zu 5 kg betragen. Die Kinder erleiden postpartum oft schwere Hypoglykämien durch die lang bestehende Überstimulation des Pankreas. Ebenso ist die Entwicklung einer Placentopathia diabetica möglich, hierbei kommt es zur Unterversorgung des Fötus.

Postpartale Hypo-
glykämie des
Neugeborenen

Insulinbedarf der
Mutter postpartal
deutlich geringer

Nach der Geburt kommt es bei der Mutter zu einem geringeren Insulinbedarf. Weitere Kontrollen sind engmaschig zu gewährleisten und die Therapie den Blutzuckerwerten anzupassen.

5 Folgekomplikationen des Diabetes

Folgekomplikationen sind Ausdruck der diabetischen Mikro- und Makroangiopathie. Ursachen hierfür sind die erhöhten Blutzuckerspiegel. Nach 5 – 10 Jahren der diabetischen Stoffwechsellage, insbesondere bei schlechter Einstellung, treten dann typischerweise die Symptome von Folgeerkrankungen auf. Daher sind regelmäßige Kontrolluntersuchungen erforderlich (Tab. **5**).

Diabetische Folgeerkrankungen nach 5 – 10 Jahren

– Ophthalmologische Kontrolle, inklusive Fundoskopie

– Urinstatus, Sammelurin über 24 h zur Albuminbestimmung

– Serumkreatinin

– Blutfettwerte (Triglyceride Cholesterin LDL/HDL-Fraktion)

– Fußinspektion (Pulse, Vibrationsempfinden)

– Kontrolle der Spritzstellen

*Tabelle **5** Kontrolluntersuchungen zur Diagnose von Folgeerkrankungen, welche einmal pro Jahr durchzuführen sind*

5.1 Retinopathie

Zuerst liegt eine nicht-proliferative, diabetische Retinopathie vor. Als Leitsymptom treten Mikroaneurysmen in der Netzhaut auf. Es kommt dadurch zu einer Blut-Gewebs-Schrankenstörung mit anschließendem Netzhautödem. Das nächste Stadium der Erkrankung ist die diabetische, proliferative Retinopathie. Es kommt dabei zu Gefäßproliferationen in der Retina. Der Prozess bleibt nicht nur auf die Netzhaut beschränkt, sondern greift auch auf den Glaskörper über. Die unphysiologisch hohen Insulinspiegel wirken sich negativ auf die Gefäßproliferation aus. Diese kann man heute mit der Laserkoagulation veröden und somit die Gefahr der daraus resultierenden Retinaeinblutungen deutlich reduzieren, um eine anschließende Erblindung zu vermeiden.

Nicht proliferative Retinopathie

Proliferative Retinopathie

Laserkoagulation zur Verhinderung von Netzhauteinblutungen

5.2   Polyneuropathie

Typisch sind Polyneuropathien an Füßen und Beinen mit Symptomen wie Schmerzen, Brennen, Kribbelparästhesien und trockener Haut. Verursacht wird dies durch mangelnde Versorgung der Nerven mit anschließender Degeneration. Als Diagnosekriterium steht der Stimmgabeltest zur Verfügung. Es wird das Vibrationsempfinden an Händen und Füßen in Achteln gemessen. Bei fehlender Polyneuropathie liegt der Wert bei 8/8. Gemessen wird an den Malleoli mediales sowie an den Großzehengrundgelenken beider Füße. Die Leitsymptome sind Taubheitsgefühl, Kribbeln, zum Teil gänzliche Schmerzlosigkeit, so dass Verletzungen oder Druckstellen nicht verspürt werden. Auch das Wärme- und Kälteempfinden ist stark gestört. Somit kommt es im verletzten Bereich zur weiteren Belastung und schnell ergeben sich nicht heilende, sich sekundär infizierende Ulzera. Nicht selten müssen die betroffenen Gliedmaßen amputiert werden. Weichteilinfektionen im Bereich von Ulzera müssen früh breit antibiotisch mit einem Penicillin und einem Gyrasehemmer abgedeckt werden. Eine konsequente Ruhigstellung der Gliedmaße ist notwendig. Dies kann bei ausgedehnten Infekten auch Bettruhe bedeuten. Bei Ulzera sollte dieser Bereich durch spezielle Vor- und Hackenentlastungsschuhe von Druckirritationen befreit werden. Eine tägliche Wundkontrolle und dreimal die Woche eine Wundsäuberung ist durchzuführen.

Um generell diese Probleme zu vermeiden, ist gut sitzendes Schuhwerk unabdingbar.

Wenn es notwendig ist, sollten die Schuhe vom Orthopädieschuhmacher erstellt werden. Dies sollte am Nachmittag erfolgen wegen der Zunahme des Fußumfangs über den Tag.

Gegen die polyneuropathischen Beschwerden lassen sich zur Zeit keine effektiven Therapien benennen. Bei starker Beschwerdesymptomatik kann eine Therapie mit Carbamazepin begonnen werden (Tagesdosis bis 600 mg). Blutserumspiegelkontrollen sind durchzuführen.

Stimmgabeltest: Vibrationsempfinden in Achteln gemessen

Schmerzlosigkeit, fehlendes Wärme-Kälteempfinden, Kribbeln

Orthopädisches Schuhwerk

Therapie: Carbamazepin bis 600 mg/d

5.3 Autonome Neuropathie

Die **kardiale Neuropathie** äußert sich an einer fehlenden Herzfrequenz-variabilität. Bei Belastung kommt es zu keinem adäquaten Frequenzanstieg. Im Langzeit-EKG zeigt sich eine geringe Frequenzschwankungsbreite. Der Patient ist nicht mehr so leistungsfähig.

Geringe Herz-frequenzschwankungsbreite

Weiteres Symptom einer autonomen Neuropathie ist eine deutliche **Hypotonie** mit einem pathologischen Schellong-Test (im Sitzen hyperton, im Stehen hypoton).

Hypotonie

Eine weitere Komplikation stellt eine **Magenentleerungsstörung** dar. Die Innervation der Magenmuskulatur ist gestört. Durch die so genannte Gastroparese kommt es zu einem massiven postprandialen Völlegefühl. Zur Therapie werden zu den Mahlzeiten Prokinetika gegeben, Metoclopramid zu jeder Mahlzeit. Auch Erythromycin (3 × 250 mg/d) kann als Prokinetikum verwandt werden. Jede Hyperglykämie wirkt hemmend auf die Magenmotilität, so dass auch hier immer eine gute Blutzuckereinstellung gefordert werden muss.

Magenentleerungsstörung

Therapie: prokinetisches Metoclopramid oder Erythromycin 3 × 250 mg/d

5.4 Nephropathie

Erste Anzeichen einer diabetischen Nephropathie ist eine Mikroalbuminurie im Sammelurin über 24 Stunden oder Morgenurin. Die Grenze für Albumin im Urin liegt bei 150 mg/l. Bei weiterem Fortschreiten der Nierenveränderung kommt es zur Proteinurie mit deutlichem Eiweißverlust. Bei Zeichen der Mikroalbuminurie soll mit einer eiweißreduzierten Ernährung begonnen werden. Um ein Fortschreiten zu verhindern, müssen der Diabetes sowie ein bestehender Bluthochdruck konsequent gut eingestellt werden. Als weitere Therapiemaßnahme sollte mit niedrigen Dosen eines ACE-Hemmers begonnen werden. Bei zunehmender Niereninsuffizienz liegt eine längere Verweildauer des Insulins im Körper vor. Daher brauchen Diabetiker mit einer zunehmenden Niereninsuffizienz im Verlauf weniger Insulin. Schlussendlich endet die diabetische Nephropathie in einer terminalen Nierenisuffizienz, die mit der Hämodialyse therapiert werden muss.

Mikroalbuminurie: Albumin: < 150 mg/l

Proteinurie im Sammelurin oder Morgenurin

Gute Hypertonie-einstellung

Niedrig dosiert ACE-Hemmer

Heute besteht auch die Möglichkeit einer Nierentransplantation.

5.5   Makroangiopathie

Makroangiopathische Veränderungen im Sinne einer Arteriosklerose führen zu Gefäßverschlüssen, die sich in der Amputation oder apoplektischen Insulten zeigen. Der Myokardinfarkt als Folge der Koronarsklerose verläuft bei manchen Diabetikern aufgrund der Polyneuropathie stumm.

Stumme Infarkte

Insbesondere Frauen im Vergleich mit Nichtdiabetikerinnen haben ein 6,7fach gesteigertes Risiko für einen Herzinfarkt und ein 5,4faches Risiko für einen apoplektischen Insult. Ganz offenbar spielt der Schutz der Östrogene bei der Arteriosklerose der Diabetiker prämenopausal keine so große Rolle.

6 Begleiterkrankungen des Diabetes mellitus

6.1 Arterielle Hypertonie

Liegt bei dem Patienten eine arterielle Hypertonie vor, muss der Blutdruck auf Werte unter 130/80 mm Hg gesenkt werden, um weitere Folgeerkrankungen wie eine koronare Herzerkrankung im Verlauf zu verhindern.

Blutdrucksenkung auf unter 130/80 mm Hg

⚠ Ein Diabetiker hat statistisch das gleiche Risiko, einen Myokardinfarkt zu erleiden, wie ein Patient, bei dem bereits eine koronare Herzerkrankung vorliegt.

6.1.1 Differenzialtherapie bei Diabetikern

Bei der Wahl der Medikamente kann nicht schematisch, sondern nur individuell vorgegangen werden. Neben dem Alter der Patienten (s. a. Merkblätter „Empfehlungen zur Hochdruckbehandlung", „Hypertonie bei Kindern und Jugendlichen") sollten nach Angaben der deutschen Hochdruckliga in besonderem Ausmaß vorliegende Begleiterkrankungen Berücksichtigung finden:

Die initiale Therapie wäre der Beginn mit einem ACE-Hemmer bei fehlenden Kontraindikationen. Den gleichen Stellenwert besitzt auch die Gruppe des Angiotensin-II-Antagonisten. Bei unzureichenden Werten wird eine Kombinationstherapie mit einem Diuretikum, Kalzium-Antagonisten und/oder einem Betablocker eingeleitet.

Typ-1-Diabetes

Aufgrund des mittlerweile gesicherten spezifischen nephroprotektiven Effektes sollte die antihypertensive Therapie bei diesen zumeist jungen Patienten mit einem ACE-Hemmer begonnen werden. Bei notwendig werdender Kombinationstherapie kann zunächst mit Diuretika in niedriger Dosierung kombiniert werden, da sie in besonderer Weise die antihypertensive Wirksamkeit des ACE-Hemmers steigern. Als weitere Kombinationspartner bieten sich dann niedrig dosierte relativ β_1-selektive Beta-Blocker und Kalzium-Antagonisten an.

Typ-2-Diabetes

Jüngeren, schlanken Typ-2-Diabetiker wie Typ-1-Diabetiker behandeln

Bei jüngeren (nicht stark übergewichtigen) Patienten mit Typ-2-Diabetes sowie bei Patienten mit Mikroalbuminurie gelten die gleichen Empfehlungen wie bei Typ-1-Diabetes.

Wahl des Antihypertonikums nach Begleiterkrankungen

Bei älteren Typ-2-Diabetikern erlaubt die Datenlage keine eindeutige Empfehlung zugunsten einer bestimmten Substanzklasse. In der Praxis wird sich die Auswahl aus den zur Verfügung stehenden Substanzgruppen Diuretika, β_1-Blocker, ACE-Hemmer, AT-II-Antagonisten, Kalzium-Antagonisten und postsynaptische α_1-Blocker entscheidend nach den in der Regel vorhandenen Begleitkrankheiten richten.

Koronare Herzkrankheit

ACE-Hemmer, Beta-Blocker

Blutdruckmittel der ersten Wahl sind bei Diabetikern mit koronarer Herzkrankheit β_1-selektive Beta-Rezeptorenblocker. Wenn Beta-Rezeptorenblocker kontraindiziert sind, gibt man Kalzium-Antagonisten. Bei den Kalzium-Antagonisten sind kurz wirksame Dihydropyridine zu vermeiden. Als weiteres Medikament kommt dann der ACE-Hemmer bzw. AT-II-Antagonist zum Einsatz.

6.2   Dyslipidämien

Erhöhte Triclyceride, erniedrigtes HDL-Cholesterin

Eine Hypertriglyceridämie mit deutlich erniedrigtem HDL-Cholesterin ist die häufigste Dyslipidämie beim Diabetiker. Auch hieraus resultiert ein erhöhtes Risiko für eine koronare Herzerkrankung.

Triglyceride < 150 mg/dl, LDL-Cholesterin < 100 mg/dl

Daher gelten wie beim Blutdruck auch bei den Serumlipiden deutlich niedrigere Grenzwerte als für die Normalbevölkerung:
- Triglyceride: < 150 mg/dl oder 2,7 mmol/l
- LDL-Cholesterin: < 100 mg/dl oder 2,5 mmol/l

Um diese Werte zu erreichen, muss einerseits eine fettreduzierte Kost als auch eine medikamentöse Therapie durchgeführt werden.

Hypertriglyceridämie: Fibrat

Hypercholesterinämie: Statin

Bei Vorliegen einer Hypertriglyceridämie ist initial ein Fibrat zur Therapie geeignet. Bei Vorliegen einer Hypercholesterinämie und einer Hypertriglyceridämie sollte der Therapiebeginn mit einem Statin erfolgen. Bei unzureichender Triglyceridabsenkung wird eine Kombination mit einem Statin und einem Fibrat empfohlen. Cave bezüglich erhöhter, unerwünschter Nebenwirkungen bei der Kombination von Statinen mit Fibraten, wie zum Beispiel die Entwicklung einer Rhabdomyolyse!

Hypercholesterinämie + Hypertriglyceridämie: Statin + Fibrat

Statine
- Atorvastatin (Sortis®) bis 80 mg/dl
- Fluvastatin (Locol®) bis 40 mg/d, in retardierter Form bis 80 mg/dl
- Pravastatin (Pravasin®) bis 40 mg/d
- Simvastatin (Zocor®) bis 80 mg/d
- Lovastatin (Mevinacor®) bis 80 mg/d

Statine
Anhang 9.3
Literaturübersicht zur Wirksamkeit der Statine

Fibrate
- Bezafibrat (Cedur®) bis 200 mg/d, bei einer Niereninsuffizienz oder in retardierter Form bis 400 mg/d
- Clofibrat (Duolip®) bis 500 mg/d
- Etofibrat (Lipo-Merz®) bis 500 mg/d
- Fenofibrat (durafenat®) bis 200 mg/d, in retardierter Form bis 250 mg/d
- Gemfibrozil (Gevilon®) bis 900 mg/d

Fibrate

7 Therapiebeispiele

Fall 1: Nächtliche Hypoglykämie beim Typ-1-Diabetiker

Es kommt ein 20-jähriger Typ-1-Diabetiker zu Ihnen in die Praxis, bei dem die Nüchternblutwerte zu hoch sind (Tab. **6**). Als anzustrebendes Therapieziel sind Blutzuckerwerte um 100 mg/dl zu erreichen.

Hier zeigt sich ein häufig zu beobachtender morgendlicher Blutzuckeranstieg. Eine nächtliche Hypoglykämie kann zwar durch den 2^{00}-Uhr-Wert mit 130 mg/dl nicht ausgeschlossen werden, ist jedoch unwahrscheinlich. Eine morgendliche U-Stixmessung mit Ketonnachweis kann im Einzelfall jedoch weitere Klarheit in der Frage einer nächtlichen Hypoglykämie erbringen. Da die NPH-Insuline zumindestens bei kleineren Dosen keine 12-h-Wirkdauer aufweisen und in den Morgenstunden der Insulinbedarf steigt, ist dies ein häufiges Problem.

Tabelle **6** Blutzuckerwerte und Insulintherapie in Fall 1

	Insulin Normal		**Verzögerung**		Selbstkontrolle				Bemerkungen
Datum	morgens	mittags	abends	spät	7^{00}	13^{00}	19^{00}	22^{00}	
Mo	10 **13**	5	6	**11**	240	90	130	150	
Di	10 **13**	6	6	**11**	210	100	140	80	
Mi	10 **13**	5	6	**11**	200	80	130	120	2^{00}: 130
Do	10 **13**	6	5	**11**	230	110	100	120	
Fr									
Sa									
So									

Folgende Lösungsmöglichkeiten bestehen:

1. Spätere Gabe des NPH-Insulins, maximal 4–5 Stunden nach dem Abendessen.
2. Früher morgens aufstehen und mit der Altdosis für das Frühstück intervenieren.
3. Erhöhung der NPH-Dosis trotz guter Stoffwechsellage in der Nacht und Einnahme einer lang wirksamen Zusatz-BE vor dem Zubettgehen. Eine nächtliche BZ-Kontrolle sollte zwischen 2^{00} und 3^{00} erfolgen, um nächtliche Hypoglykämien aufzudecken.
4. Abendliches Basalinsulin in Form eines Zinkinsulines, welches eine längere Wirkdauer aufweist.
5. Bei fehlendem Erfolg muss die Indikation zur Insulinpumpe überlegt werden.

Fall 2: Der junge Sportler

Es stellt sich ein 21-jähriger, sportlicher Diabetiker vor. Er klagt über zu hohe Nüchternblutzuckerwerte (Tab. **7**). Der letzte HbA1c-Wert lag im Normbereich. Die Blutzuckerwerte sollten nüchtern unter 100 mg/dl liegen; Werte unter 50 mg/dl sollten vermieden werden.

Tabelle **7**   Blutzuckerwerte und Insulintherapie im Fall 2

	Insulin Normal		**Verzögerung**		Selbstkontrolle				Bemerkungen
Datum	morgens	mittags	abends	spät	7^{00}	13^{00}	19^{00}	22^{00}	
Mo	7	**10**	5	5	**9**	200	100	90	90	Hypo 2^{00}: 40
Di	8	**10**	4	6	**9**	220	80	140	70	Hypo 1^{00}: 50
Mi	9	**10**	5	6	**9**	240	100	130	110	
Do	7	**10**	3	6	**9**	210	90	120	130	
Fr										
Sa										
So										

Hier zeigt sich eine regelmäßige Hypoglykämie-Symptomatik in der Nacht mit einer anschließenden Gegenregulation, die die morgendlich erhöhten Werte erklärt. Dies sieht man an dem gemessenen 1^{00}- und 2^{00}-Wert mit 40 bzw. 50 mg/dl. Hier muss auch immer gefragt werden, wie der Patient darauf aufmerksam wurde. Man würde hier die NPH-Dosis zur Nacht um 2 IE senken. Messungen zwischen 2^{00} und 3^{00} sind dann durchzuführen. So ein Blutzuckerverlauf kommt häufig bei sehr sportlichen Patienten vor, da sich die blutzuckersenkende Wirkung der körperlichen Betätigung noch längere Zeit später auswirkt.

Fall 3: Tägliche Unterzuckerung beim Typ-2-Diabetiker

Ein 40-jähriger Typ-2-Diabetiker stellt sich mit wiederholt auftretenden Unterzuckerungen tagsüber vor (Tab. **8**). Der Patient ist auf einen intensivierten Insulinplan eingestellt. Blutzuckerwerte unter 60 mg/dl sollten nicht regelmäßig auftreten.

Tabelle **8** Blutzuckerwerte und Insulintherapie im Fall 3

	Insulin Normal	**Verzögerung**			Selbstkontrolle				Bemerkungen
Datum	morgens	mittags	abends	spät	7^{00}	13^{00}	19^{00}	22^{00}	
Mo	6	**13**	3	5	**10**	90	40	140	100	
Di	6	**13**	5	5	**10**	100	110	150	100	Hypo 15^{00}; 40
Mi	6	**13**	5	2	**10**	80	100	50	150	
Do										
Fr										
Sa										
So										

Beim Betrachten des Tagebuches fällt auf, dass das Verhältnis Basal- zu Normalinsulin zugunsten der Basaldosis verschoben ist. Es kommt aufgrund dessen zu Hypoglykämien tagsüber. Dies kann wie in diesem Fall durchaus zu unterschiedlichen Zeiten auftreten. Es wird hier nun einfach die morgendliche Basaldosis um 3 bis 4 IE zurückgefahren. Nun kann es notwendig werden, den Insulinbolus zum Essen mittags und abends zu erhöhen.

Fall 4: Der bewegungseingeschränkte Patient

Es stellt sich ein Typ-1-Diabetiker mit einer langjährig bestehenden Erkrankung vor, der eine Unterschenkelfraktur erlitten hat. Der Patient bewegt sich jetzt nur noch wenig. Er klagt über zu hohe Werte insbesondere am Tag (Tab. 9). Blutzuckerwerte um die 100 mg/dl werden angestrebt.

Tabelle **9**   Blutzuckerwerte und Insulintherapie im Fall 4

	Insulin Normal	**Verzögerung**			Selbstkontrolle				Bemerkungen
Datum	morgens	mittags	abends	spät	7^{00}	13^{00}	19^{00}	22^{00}	
Mo	12	**11**	8	7	**13**	140	180	150	120	
Di	12	**11**	6	9	**13**	150	110	200	140	
Mi	10	**11**	9	5	**13**	90	200	100	120	
Do	12	**11**	9	5	**13**	140	210	90	150	
Fr										
Sa										
So										

Der Patient hat aufgrund des Bewegungsmangels zurzeit einen höheren Insulinbedarf. Er gibt nach Insulinanpassungsschemas mehr Normalinsulin zu den Mahlzeiten um den Bedarf zu decken. Es zeigen sich jedoch immer wieder präprandial erhöhte Werte. Hier sollte die NPH-Insulinmenge am Tag zunächst um 2 IE erhöht werden. Sollten die Nüchternwerte weiterhin erhöht sein, so muss auch die Basalrate zur Nacht vorsichtig um eine Einheit angehoben werden. Bei Wiederbeginn der körperlichen Bewegung können diese Änderungen dann schnell zurückgedreht werden.

Fall 5: Postprandiale Hypoglykämie

Folgendes Tagebuch legt der nächste Patient vor (Tab. **10**). Er berichtet, er sei immer unsicher, wie viel Insulin er zu den Mahlzeiten verabreichen muss, postprandial lägen die Werte häufig zu tief. Postprandiale Blutzuckerwerte bis 160 mg/dl sind akzeptabel.

Tabelle **10**   Blutzuckerwerte und Insulintherapie im Fall 5

	Insulin Normal		**Verzögerung**		Selbstkontrolle				Bemerkungen
Datum	morgens	mittags	abends	spät	7^{00}	13^{00}	19^{00}	22^{00}	
Mo	9 **10**	6	8	**11**	100	80	150	150	13^{40}: 40
Di	11 **10**	4	8	**11**	140	60	160	120	10^{00}: 20
Mi	9 **10**	3	10	**11**	90	30	200	190	spät: + 2 IE Alt
Do	9 **10**	7	10	**11**	100	90	200	140	14^{00}: 40
Fr									
Sa									
So									
BE	4	4	4						
BE-Faktor	2,5	1,5	1,5						

Hier zeigen sich postprandiale Hypoglykämien am Vormittag und am Nachmittag. Dafür kann einerseits die mangelnde Fähigkeit des Patienten zur BE-Abschätzung Ursache sein oder aber ein zu großer Insulinbolus für die gegessenen BE. Als erstes muss mit dem Patienten eine BE-Schulung vorgenommen werden. Bei Weiterbestehen des Problems wird die Insulinmenge pro gegebener BE morgens und mittags verkleinert; man senkt den BE-Faktor morgens und mittags. Man würde hier vorerst den Faktor um 1,0 morgens beziehungsweise 0,5 mittags senken. Somit werden morgens 5 IE und mittags 2 IE weniger Insulin zur gleichen Mahlzeit gegeben.

Fall 6: Erhöhter HbA1c-Wert

Ein Patient legt folgendes Tagebuch vor (Tab. **11**). Bei der HbA1c-Kontrolle liegt der Wert um 2 % über dem Normwert. Der Patient gibt glaubhaft an, sich an seinen Diätplan zu halten. Das Therapieziel sind Blutzuckerwerte um die 120 mg/dl. Was empfehlen Sie dem Patienten?

Tabelle **11**   Blutzuckerwerte und Insulintherapie im Fall 6

	Insulin Normal		**Verzögerung**		Selbstkontrolle				Bemerkungen
Datum	morgens	mittags	abends	spät	7^{00}	13^{00}	19^{00}	22^{00}	
Mo	9 **7**	10	8	**9**	210	250	180	300	
Di	9 **7**	5	6	**10**	200	100	150	280	
Mi	11 **7**	5	10	**10**	240	110	220	250	
Do	7 **7**	10	8	**10**	150	260	170	210	
Fr									
Sa									
So									
BE	4 + 2	4	3 + 1						

Hier muss eine Neueinstellung begonnen werden. Es stimmt weder die Basalrate noch die Insulinboli zu den Mahlzeiten.

Als erstes wird dem Patienten ein Nachspritzplan gegeben nach folgendem Beispiel:
- BZ > 200 4 IE Altinsulin
- BZ > 250 6 IE Altinsulin
- BZ > 300 8 IE Altinsulin

Nun sollte der Patient häufiger messen. Die BE-Verteilung sollte während der Einstellung gleich bleiben. Die Basalratendosis bleibt ebenfalls erhalten. Es darf immer nur an einer Schraube gedreht werden. Am Anfang wird über die Gabe von Altinsulin die benötigte Insulinmenge erhoben. Sie geben dem Patienten ein ausführlicheres Tagebuch mit und bestellen ihn in 2 Tagen erneut ein.

Die neuen Ergebnisse sind in Tab. **12** aufgeführt. Was verändern Sie nun?

Tabelle **12** Fall 6: Neueinstellung der Insulindosis

Datum 3.4.	Uhrzeit	7^{00}	9^{00}	13^{00}	15^{00}	18^{00}	20^{00}	22^{00}	1^{00}	3^{00}
	Blutzucker	200	230	100	170	200	110	160	120	180
	Normalinsulin	5 + 4	4	5		6 + 4				
	Verzögerungsinsulin	7						10		
Datum 4.4.	Uhrzeit	7^{00}	9^{00}	13^{00}	15^{00}	18^{00}	20^{00}	22^{00}	1^{00}	3^{00}
	Blutzucker	210	200	140	240	140	120	150	140	200
	Normalinsulin	5 + 4	4	5	4	6 + 2				2
	Verzögerungsinsulin	7						10		

Sie addieren die Hälfte der wiederholt nachgespritzten Einheiten zu der vorangehenden Insulingabe. Damit kommt man auf folgende Insulingaben:

- morgens: 7, mittags: 5, abends: 6

In der Nacht wird zusätzlich Insulin benötigt, dies wird zur Hälfte in die Basalrate eingerechnet. Da tagsüber eine leichte Tendenz zum Blutzuckeranstieg zu sehen ist, wird die Tagesbasalrate auch um eins erhöht.

- Basaldosis neu: morgens 8 und spät 11 IE.

Fall 7: Orale Diabetestherapie beim Typ-2-Diabetiker

Es kommt ein 62-jähriger, nicht übergewichtiger Diabetiker zu Ihnen in die Praxis. Er berichtet, morgens eine Tablette Glibenclamid zu nehmen. Er misst selbstständig seinen Blutzucker und legt Ihnen folgendes Protokoll vor (Tab. 13). Der Patient gibt glaubwürdig an, eine Diät einzuhalten.

Tabelle **13** Blutzuckerwerte im Fall 7 (Glibenclamid 1 Tabl./d)

	8^{00}	12^{00}	18^{00}	22^{00}
Mo	110	200	240	200
Di	120	230	300	220
Mi	110	220	260	190
Do				
Fr				
Sa				
So				

Als Therapieziel wird ein Blutzuckerniveau bis 130 mg/dl akzeptiert.

Sie verordnen eine weitere Tablette Glibenclamid morgens oder mittags.

Bei weiterbestehender Hyperglykämie kann die Medikation dann auf Glinide (3 × täglich zu den Mahlzeiten) umgestellt werden. Als weitere zusätzliche Medikation wäre als Nächstes Glitazone als einmalige Gabe pro Tag angezeigt.

Fall 8: Insulinsubstitution beim Typ-2-Diabetiker

Es kommt ein 65-jähriger Typ-2-Diabetiker zu Ihnen (Tab. **14**). Er nimmt bereits 3 Tabletten Euglucon sowie Metformin 3 × 1. Bei der HbA1c-Bestimmung zeigt sich ein Wert, der 5 % höher ist als der Normwert.

Blutzuckerwerte bis 130 mg/dl sind als Ziel anzustreben.

Tabelle **14**   Blutzuckerwerte im Fall 8
(Glibenclamid 3 Tabl./d, Metformin 3 Tabl/d)

	8^{00}	12^{00}	19^{00}	23^{00}
Mo	300	250	240	200
Di	260	230	300	220
Mi	220	300	260	190
Do				
Fr				
Sa				
So				

Hier muss die Indikation zur Insulinsubstitution gestellt werden. Sie beginnen mit einer Gabe eines Mischinsulines 30/70 morgens 8 IE, abends 6 IE. Unter BZ-Kontrollen wird die Dosis dann gesteigert. Das Metformin sollte weiter gegeben werden. Ob das Euglucon eine Verbesserung bringt ist fraglich.

Als zweite Möglichkeit kann bei ausgeprägter Insulinresistenz präprandial jeweils ein Analoginsulin eingesetzt werden und nur zur Nacht ein NPH-Insulin als Basalinsulin.

Fall 9: Unbefriedigende Nüchternblutzuckerwerte beim Typ-2-Diabetiker

Ein 55-jähriger, übergewichtiger Typ-2-Diabetiker stellt sich mit folgenden Werten bei Ihnen vor (Tab. **15**). Er nimmt drei Tabletten Euglucon und Metformin zweimal täglich ein. Zielblutzuckerwerte nüchtern 100 mg/dl.

Tabelle **15**   Blutzuckerwerte im Fall 8
(Glibenclamid 3 Tabl./d, Metformin 2 Tabl/d)

	8^{00}	12^{00}	18^{00}	22^{00}
Mo	220	130	105	110
Di	190	150	120	140
Mi	210	90	100	130
Do				
Fr				
Sa				
So				

Hier ist es angeraten zur Erlangung niedrigerer Nüchternblutzuckerwerte zur Nacht ein lang wirksames Basalinsulin zu verabreichen. Man beginnt mit 6 bis 8 IE NPH-Insulin. Tagsüber kann die Blutzuckersenkung adäquat mittels oraler Antidiabetika erfolgen.

Fall 10: Diabetiker mit fulminanter Entzündung

Sie haben einen 63-jährigen Patienten auf der Station. Akut liegt eine fulminante beidseitige Pneumonie vor. Ein Typ-2-Diabetes ist langjährig bekannt mit einer Nephropathie im Stadium der Mikroalbuminurie. Der Patient ist auf ein ICT-Schema eingestellt und hatte bis zur Erkrankung eine sehr gute Diabeteseinstellung mit einem HbA1c-Wert von 6,5%. Die in den letzten Tagen in der Klinik gemessenen Blutzuckerwerte lagen um die 400 mg/dl. Die Dosierung des Insulins wurde bereits deutlich erhöht. Der Patient kann weiterhin Mahlzeiten zu sich nehmen. Folgender Verlauf stellt sich dar (Tab. **16**).

Tabelle **16** Blutzuckerwerte und Insulintherapie im Fall 10

Datum 9.11.	Uhrzeit	7^{00}	9^{00}	13^{00}	15^{00}	18^{00}	20^{00}	22^{00}	1^{00}	3^{00}
	Blutzucker	340	425	270	300	200	468	190	387	278
	Normalinsulin	10	10	10	8	8	10		6	4
	Verzögerungsinsulin	7						10		
Datum 10.11.	Uhrzeit	7^{00}	9^{00}	13^{00}	15^{00}	18^{00}	20^{00}	22^{00}	1^{00}	3^{00}
	Blutzucker	456	289	200	321	207	366	150	223	320
	Normalinsulin	16	6	5	8	8	10		4	8
	Verzögerungsinsulin	13						15		

Trotz deutlicher Dosissteigerungen kann der Blutzucker nicht in den gewünschten Zielbereich von 150 bis 200 mg/dl gebracht werden. Damit sollte die Indikation zum Einsatz eines Insulinperfusors gestellt werden. Aufgrund der starken Entzündung im Rahmen der Pneumonie liegt ein enormer Insulinbedarf vor, der sinnvoll nur durch eine kontinuierliche intravenöse Gabe zu steuern ist.

Man nimmt eine Perfusorspritze mit 50 ml NaCl 0,9% und 50 IE Altinsulin und stellt diese auf eine Laufgeschwindigkeit von 3 ml/h, damit werden 3 IE/h verabreicht. Die Gesamtinsulindosis im ICT-Schema betrug 93 IE pro Tag. Da intravenös verabreichtes Insulin stärkere Wirkung zeigt, sollte dann die Gesamtinsulindosis niedriger begonnen werden. Hier wurden mit der Laufgeschwindigkeit von 3 ml/h somit 72 IE/Tag als Dosis gewählt. Nun wird der Blutzucker zweistündlich gemessen und die Insulingabe nach folgendem Schema titriert:

– BZ < 100   Perfusor abgestellt
– BZ < 200   v: 1 ml/h
– BZ < 250   v: 2 ml/h
– BZ < 300   v: 3 ml/h
– BZ < 400   v: 4 ml/h

Dieser Dosisplan kann individuell nach dem Insulinbedarf erhöht werden.

8   Geschichtlicher Abriss zum Insulin

Erstmals wurde 1921 von Banting und Best im Tierversuch eine blutzuckersenkende Wirkung des Pankreasextrakts gezeigt. Sie verabreichten dazu diesen Extrakt intravenös einem diabetischen Hund.

Nach Verträglichkeitsprüfungen an sich selbst wurde 1922 dann erstmals ein 14-jähriger Diabetiker mit diesem insulinhaltigen Extrakt behandelt. Damit konnte der bis dahin schicksalhafte Verlauf der Zuckerkrankheit im jugendlichen Alter gestoppt werden.

Die ersten industriell hergestellten Insuline waren kurz wirksame Insuline (Altinsuline).

Tabellarisch nun der weitere Verlauf der Entwicklung und Forschung über Insulin.

1926	Abel	Kristallisation des Insulins
1928	Winterstein	Insulin ist ein reines Protein
1946	Nordisk	Herstellung eines NPH-Insulins, Verzögerungsinsulin
1956	Berson, Yalow	Insulinbestimmung im Blut mittels Radioimmunologie
1960	Nicol, Smith	Aufklärung der Aminosäuresequenz des Humaninsulins
1967	Steiner, Oyer	Entdeckung von Proinsulin (Insulinmolekül vor der Abspaltung der C-Peptid-Sequenz)
1969	Obermayer, Geiger	Herstellung von Humaninsulin aus Schweineinsulin durch sequenzielle Änderung von Aminosäuren
1980	Chance u. Mitarb.	Biosynthese von Humaninsulin
1984	Lilly	Erstes gentechnisch verändertes Analog-Insulin LISPRO mit kürzerer Anflutzeit und Wirkdauer

Geschichte der Insulintherapie im Abriss

1923   Altinsulingaben mehrmals täglich subkutan
1936/37   Verzögerungsinsulin einmal täglich (Protamin-Zink-Insulin)
1938   Surfen-Insulin
1946   NPH-Insulin
1950/60   Misch- und Kombinationsinsuline als mittellang wirkendes
               Insulin, 2 × täglich
1972   Konventionelle Insulintherapie mit NPH und Altinsulin
               als individuelles Gemisch, 2 × täglich
1978   Insulinpumpentherapie
1982   Intensivierte Insulintherapie
1985   Weltweit der erste Insulin-Pen (NOVO PEN)
1989   Die Insulinfertigspritze wird entwickelt

9 Anhang

9.1 Körpermassen-Index – Body Mass Index = BMI

Verbinden Sie mit einem Lineal den Wert für die Körpergröße mit dem Wert für das Körpergewicht und lesen Sie den BMI ab.
Berechnung: kg/m²

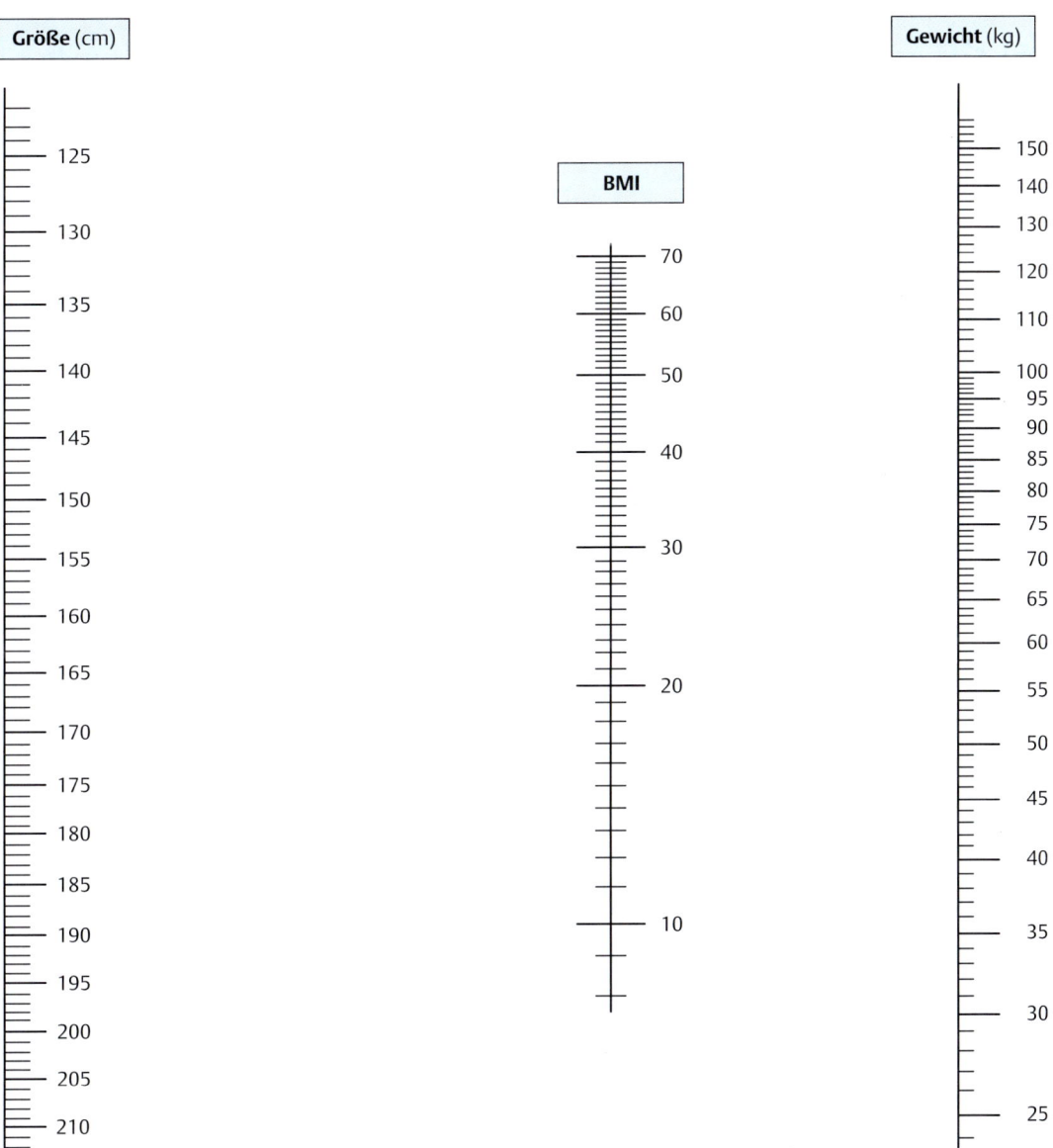

9.2   Kalorien und BE-Tabellen

Brot	[g]	[kcal]
Grahambrot	30	75
Knäckebrot	20	64
Pumpernickel	30	60
Roggenbrot/-brötchen	30	67
Roggenmischbrot	25	56
Roggenvollkornbrot	30	62
Roggentoastbrot	30	62
Weißbrot/-brötchen	25	59
Weizenmischbrot	25	58
Weizenvollkornbrot	30	62
Weizentoastbrot	25	65
Zwieback	15	60

Nährmittel	[g]	[kcal]
Buchweizengrütze	20	69
Gerstengrütze	20	68
Haferflocken	20	73
Hafergrütze	20	72
Weizengrieß	20	65
Weizengrütze	20	65

Stärke	[g]	[kcal]
Kartoffelstärke	15	53
Maisstärke	15	52
Reisstärke	15	54
Sago/Tapioka	15	52
Schoko-Puddingpulver	15	48
Vanille-,Mandel-, Sahnepudding	15	52
Weizenstärke	15	50

Getreide	[g]	[kcal]
Gerstengraupen (Gargewicht 70 g)	20	60
Grünkern (Gargewicht 70 g)	20	64
Hirse (Gargewicht 70 g)	20	71
Mais	20	67
Reis (Gargewicht 50 g)	15	70
Roggen	25	66
Roggenkeime	40	149
Weizen	20	61
Weizenkeime	40	100

Mehl	[g]	[kcal]
Buchweizenvollmehl	20	68
Grünkernmehl	20	72
Hafermehl	20	72
Maismehl	20	67
Roggenmehl/-vollkornmehl	20	55
Weizenmehl Typ 405	20	68
Weizenvollkornmehl Typ1700	20	61

Trockenobst	[g]	[kcal]
Apfel	130	56
Aprikosen	90	59
Banane	130	51
Datteln	110	56
Datteln, mit Stein	150	45
Feigen	150	57
Pfirsich	230	207
Pflaumen	150	71
Pflaumen, mit Stein	150	53
Rosinen	70	51

Obst	[g]	[kcal]
Ananas	90	51
Apfel	100	52
Apfelsine	130	57
Aprikose	120	56
Banane	60	49
Birne	90	42
Blaubeeren	170	60
Brombeeren	170	83
Erdbeeren	200	66
Feigen	80	48
Granatapfel	70	33
Himbeeren	170	54
Holunderbeeren	170	77
Honigbeeren	100	53
Johannisbeeren, rot	170	65
Johannisbeeren, schwarz	120	59
Kakipflaume	70	57
Kirsche, sauer	100	55
Kirsche, süß	90	53
Kiwi	110	55
Litschi	120	51
Mandarine	120	54
Mango	90	50
Mirabellen	80	54
Nektarinen	100	53
Pampelmuse	130	56
Passionsfrucht	90	59
Pfirsich	130	51
Pflaumen	110	56
Preiselbeeren	150	45
Quitten	150	57
Sanddornbeeren	230	207
Stachelbeeren	150	71
Wassermelone	150	53
Weintraube	70	51

Obstsaft, naturrein	[g]	[kcal]
Apfelsaft	100	47
Grapefruitsaft	130	62
Johannisbeersaft, schwarz/rot	90	45/49
Orangensaft	120	56

Kohlenhydratreiches Gemüse	[g]	[kcal]
Hülsenfrüchte		
Bohnen, alle Sorten	25	73
Erbsen, gelb/grün	20	70
Linsen	25	78
Kichererbsen	25	76

Bis 100 g/Tag ohne Anrechnung erlaubt: Artischocken, Maiskolben, grüne Erbsen, Meerrettich, Mais.

Kohlenhydratarme Sorten

Übliche Portionen bis ca. 200 g, auch mehrmals am Tag, sind ohne BE-Anrechnung. Beim Verzehr von 200 g: im Durchschnitt 40 Kalorien.

Auberginen, Avocado (hoher Fettgehalt: 200 g enthalten 460 Kalorien), Bambussprossen, Bleichsellerie Stauden-), Blumenkohl, grüne Bohnen, Bohnenkeimlinge, Brokkoli, Champignons, Chicoré, Chinakohl, Eisbergsalat, Endiviensalat, Feldsalat, Fenchel, Gurken, Grünkohl, Knollensellerie, Kohlrabi, Kopfsalat, Kürbis, Lauch (Porree), Mangold, Möhren, (Karotten), Oliven, Paprikaschote, Palmito, Pfifferling, Radiccio, Radieschen, Rettich, Rhabarber, Rosenkohl, Rote Bete, Rotkohl, Sauerkraut, Schwarzwurzeln, Sojabohnen (hoher Eiweiß- und Fettgehalt: 200 g enthalten 710 Kalorien), Sojabohnenkeimlinge, Spargel, Spinat, Steinpilze, Stielmus, Tomaten, Weißkohl, Wirsing, Zucchini, Zwiebeln.

Milch/Milchprodukte	[g]	[kcal]
Buttermilch	250	86
Dickmilch (3,5% Fett)	250	152
Dickmilch (0,3% Fett)	250	80
Joghurt (3,5% Fett)	250	152
Joghurt (1,5% Fett)	250	110
Kefir (3,5% Fett)	250	152
Kefir (1,5% Fett)	250	140
Kondensmilch (4% Fett)	90	115
Kondensmilch (7,5% Fett)	120	172
Kondensmilch (10% Fett)	90	158
Milch (3,5% Fett)	250	160
Milch (1,5% Fett)	250	118
Milch (0,3% Fett)	250	86
Molke	250	60

Kartoffeln, Kartoffelprodukte, Teigwaren	[g]	[kcal]
Kartoffeln	80	56
Kartoffelchips	30	162
Kartoffelpüree	100	90
Kartoffelknödel	50	52
Kroketten	40	130
Kartoffelpuffer	50	42
Nudeln, Glasnudeln (Gargewicht 50 g)	20	62
Pommes frites, verzehrfertig	30	86

Nüsse und Kerne	[g]	[kcal]
Cashewnüsse	40	228
Erdnüsse	100	586
Haselnüsse	110	704
Kokusnuss	250	850
Mandeln	130	779
Maronen/Edelkastanien	30	59
Pinienkerne	60	404
Sonnenblumenkerne	100	582
Walnüsse	100	666

Konfitüre	[g]	[kcal]
Diabetikerkonfitüre, mit Zuckeraustauschstoff	25	50
Diabetikerkonfitüre, mit Zuckeraustauschstoff und Süßstoff	35	50

Verschiedenes	[g]	[kcal]
Blätterteig, roh/Tiefkühlware	35	131
Cornflakes, ungezuckert	15	51
Cracker, Salzstangen, Salzbrezeln	15	68/58
Hefeteig/Pizzateig, roh	30	81/77
Paniermehl	15	52

Alkoholhaltige Getränke

Es sollte mit dem Arzt besprochen sein, ob der Patient alkoholhaltige Getränke zu sich nehmen darf.

Der Kaloriengehalt muss mit berücksichtigt werden und die Hypoglykämiegefahr bei Alkoholgenuss muss bedacht werden.

Quellen

Große GU Nährwerttabelle. Prof. Dr. I. Elmadfa. München: Gräfe und Unzer Verlag GmbH, 1990/91
Kalorien mundgerecht. Heidelberg: Umschau Verlag, 1991 (erw. Aufl.)
Kohlenhydrat- und Fett-Austauschtabelle für Diabetiker. Herausgegeben vom Ausschuss Ernährung der Deutschen Diabetes Gesellschaft 1991

9.3   Literaturübersicht zur Wirksamkeit der Statine

Darstellung aus: Maron DJ et al. Current Perspectives on Statins. Circulation, 18 January 2000.

Tabelle **17**   Vergleich der Wirksamkeit der im Handel befindlichen Statine auf Fette und Lipoproteine bei Patienten ohne Hypertriglyceridämie

Präparate					Änderung der Lipide und Lipoproteinfraktionen			
Atorvastatin	Simvastatin	Lovatatin	Pravasin	Fluvastatin	Gesamt	LDL	HDL	Triglyceride
	10 mg	20 mg	20 mg	40 mg	– 22 %	– 27 %	4 – 8 %	– 10 – 15 %
10 mg	20 mg	40 mg	40 mg	80 mg	– 27 %	– 34 %	4 – 8 %	– 10 – 20 %
20 mg	40 mg	80 mg			– 32 %	– 41 %	4 – 8 %	– 15 – 25 %
40 mg	80 mg				– 37 %	– 48 %	4 – 8 %	– 20 – 30 %
80 mg					– 42 %	– 55 %	4 – 8 %	– 25 – 35 %

Tabelle **18**   Daten zu Endpunktstudien

Studie	Präparat	Gesamt-LDL (mg/dl)	LDL-Reduktion (%)	Rückgang Sterblichkeit (%)	Reduktion koronarer Ereignisse (%)	Reduktion durchgeführter PTCA (%)
Secondary prevention trials	Simvastatin 20 – 40 mg/d	186	35	30 (p = 0,003)	34 (p < 0,0001)	37 (p < 0,0001)
CARE	Pravastatin 40 mg/d	139	32	9 (p = NS)	24 (p = 0,003)	27 (p < 0,001)
LIPID	Pravastatin 40 mg/d	150	25	22 (p < 0,0001)	24 (p < 0,0001)	19 (p = 0,024)
Primary prevention trials WOSCOPS	Pravastatin 40 mg/d	192	26	22 (p < 0,051)	31 (p < 0,001)	37 p = 0,009
AFCAPS/ TexCAPS	Lovastatin 20 – 40 mg/d	150	25	0 (p = NS)	37 (p < 0,001)	33 (p = 0,001)
MIRACL	Atorvastatin 80 mg/d	124	40	NS	16* (p < 0,05)	–

* Kombinierter Endpunkt aus: Tod, Wiederbelebung nach Herzstillstand, nichttödlicher Herzinfarkt, symptomatische myokardiale Ischämie mit Notfallkrankenhauseinweisung

9.4 Insulintabelle

1. Kurz wirksame Insuline (Normal-Insuline)

Insulinpräparate	Spezies	Spritz-Ess-Abstand	Wirkungseintritt nach …	Wirkdauer	Hersteller
1.1 Fläschen mit U 40-Insulin					
1.1.1 Human-Insulin					
Insuman RAPID 40 IE/ml	H	15 – 20 min	30 min	5 – 8 h	Aventis
Huminsulin Normal 40	H	10 – 15 min	10 – 15 min	6 – 8 h	Lilly
Insulin Actrapid HM 40 IE/ml (ge)	H	15 – 30 min	30 min	bis 8 h	Novo Nordisk
Insulin B.Braun ratio-pharm Rapid 40 IE/ml	H	15 min	30 min	bis 6 h	B.Braun ratiopharm
1.2 Fläschchen mit U100-Insulin					
1.2.1 Human-Insulin					
Huminsulin Normal 100	H	10 – 15 min	10 – 15 min	6 – 8 h	Lilly
1.2.2 Analog-Insulin					
Humalog 100	A	0 – 15 min	15 min	2 – 5 h	Lilly
NovoRapid 100 IE/ml	A	–	10 – 20 min	3 – 5 h	Novo Nordisk
1.3 U 100-Insuline für Pen					
1.3.1 Human-Insulin					
Berlinsulin H Normal 3 ml Pen	H	10 – 15 min	10 – 15 min	6 – 8 h	Berlin-Chemie
Insuman Rapid 100 für OptiPen (Patronen zu 3 ml)	H	15 – 20 min	30 min	5 – 8 h	Aventis
Huminsulin Normal für Pen 3 ml	H	10 – 15 min	10 – 15 min	6 – 8 h	Lilly
Insulin B.Braun ratiopharm Rapid Patrone zu 1,5/3 ml 100 IE/ml	H	15 min	15 min	bis 6 h	B.Braun ratiopharm
Insulin Actrapid HM Penfill 1.5 ml/3 ml 100 IE/ml	H	15 – 30 min	30 min	bis 8 h	Novo Nordisk
1.3.2 Analog-Insulin					
Humalog für Pen 1.5 ml/ für Pen 3 ml	A	0 – 15 min	15 min	2 – 5 h	Lilly
NovoPapid Penfill 100 IE/ml 3 ml Patronen	A	–	10 – 20 min	3 – 5 h	Novo Nordisk

Fortsetzung nächste Seite

1. Kurz wirksame Insuline (Normal-Insuline)   *Fortsetzung*

Insulinpräparate	Spezies	Spritz-Ess-Abstand	Wirkungseintritt nach…	Wirkdauer	Hersteller
1.4 Insulinfertigspritzen					
1.4.1 Human-Insulin					
Insulin Actrapid HM NovoLet 3 ml 100 IE/ml (ge)	H	10 – 15 min	30 min	bis 8 h	Novo Nordisk
Insuman RAPID 100 IE/ml OptiSet	H	15 – 20 min	30 min	5 – 8 h	Aventis
1.4.2 Analog-Insulin					
Humalog Fertigpen 3 ml 100 IE/ml	A	0 – 15 min	15 min	2 – 5 h	Lilly
NovoRapid NovoLet 100 IE/ml in Fertigspritze 3 ml	A	–	10 – 20 min	3 – 5 h	Novo Nordisk

2. Intermediär wirksame Insuline (NPH-Insuline)
einschließlich Kombinationen mit Normal-Insulin und Analog-Insulin

Insulinpräparat	Spezies	% NI-Anteil	Depotträger pro ml	Spritz-Ess-Abstand	Wirkungs-eintritt	Wirkdauer	Hersteller
2.1 U 40-Insulin							
2.1.1 Human-Insulin							
Insuman BASAL 40 IE	H	–	0,132 mg Protamin-sulfat	45 – 60 min	60 min	11 bis über 20 h	Aventis
Insuman COMB 15 40 IE	H	15	0,112 mg Protamin-sulfat	30 – 45 min	30 – 45 min	11 bis über 21 h	Aventis
Insuman COMB 25 40 IE	H	25	0,099 mg Protamin-sulfat	30 – 45 min	30 – 45 min	12 – 18 h	Aventis
Insuman COMB 50 40 IE	H	50	0,066 mg Protamin-sulfat	20 – 30 min	30 min	10 – 16 h	Aventis
Huminsulin Basal (NPH) 40	H	–	0,14 mg Protamin-sulfat	30 – 45 min	30 – 60 min	18 – 20 h	Lilly
Insulin B.Braun ratiopharm Basal 40 IE/ml	H	–			45 min	17 h	B.Braun ratiopharm
Insulin B.Braun ratiopharm Comb 30/70 40 IE/ml	H	30		30 min	30 min	12 – 16 h	B.Braun ratiopharm

Fortsetzung nächste Seite

2. Intermediär wirksame Insuline (NPH-Insuline)
einschließlich Kombinationen mit Normal-Insulin und Analog-Insulin *Fortsetzung*

Insulinpräparat	Spezies	% NI-Anteil	Depotträger pro ml	Spritz-Ess-Abstand	Wirkungs-eintritt	Wirkdauer	Hersteller
Huminsulin Profil II 40	H	20	0,11 mg Protamin-sulfat	30 – 45 min	30 min	14 – 16 h	Lilly
Huminsulin Profil III 40	H	30	0,10 mg Protamin-sulfat	30 – 45 min	30 min	14 – 15 h	Lilly
Insulin Protaphan HM 40 IE/ml (ge)	H	–	0,14 mg Protamin-sulfat	30 – 45 min	90 min	bis 24 h	Novo Nordisk
Insulin Actraphane HM 30/70 40 IE/ml (ge)	H	30	0,10 mg Protamin-sulfat	30 min	30 min	bis 24 h	Novo Nordisk

2.2 U 100-Insulin
2.2.1 Human-Insulin

Insulinpräparat	Spezies	% NI-Anteil	Depotträger pro ml	Spritz-Ess-Abstand	Wirkungs-eintritt	Wirkdauer	Hersteller
Huminsulin Basal (NPH) 100	H		0,35 mg Protamin-sulfat	30 – 45 min	30 – 60 min	18 – 20 h	Lilly

2.3 U-100 Insulin für Pen
2.3.1 Human-Insulin

Insulinpräparat	Spezies	% NI-Anteil	Depotträger pro ml	Spritz-Ess-Abstand	Wirkungs-eintritt	Wirkdauer	Hersteller
Berlinsulin H Basal 3 ml Pen	H	–	0,35 mg Protamin-sulfat	30 – 45 min	30 – 60 min	18 – 20 h	Berlin-Chemie
Berlinsulin H 20/80 3 ml Pen	H	20	0,28 mg Protamin-sulfat	30 – 45 min	30 min	14 – 16 h	Berlin-Chemie
Berlinsulin H 30/70 3 ml Pen	H	30	0,24 mg Protamin-sulfat	30 – 45 min	30 min	14 – 15 h	Berlin-Chemie
Insuman BASAL 100 IE für OptiPen 3 ml Patrone	H	–	0,318 mg Protamin-sulfat	45 – 60 min	60 min	11 bis über 20 h	Aventis
Insuman COMB 15 100 IE für OptiPen 3 ml Patrone	H	15	0,270 mg Protamin-sulfat	30 – 45 min	30 – 45 min	11 bis über 20 h	Aventis
Insuman COMB 25 100 IE für OptiPen 3 ml Patrone	H	25	0,238 mg Protamin-sulfat	30 – 45 min	30 – 45 min	12 – 18 h	Aventis
Insuman COMB 50 100 IE für OptiPen 3 ml Patrone	H	50	0,159 mg Protamin-sulfat	20 – 30 min	30 min	10 – 16 h	Aventis

Fortsetzung nächste Seite

2. Intermediär wirksame Insuline (NPH-Insuline)
einschließlich Kombinationen mit Normal-Insulin und Analog-Insulin   *Fortsetzung*

Insulinpräparat	Spezies	% NI-Anteil	Depotträger pro ml	Spritz-Ess-Abstand	Wirkungs-eintritt	Wirkdauer	Hersteller
2.3.1 Human-Insulin Fortsetzung							
Huminsulin Basal (NPH) für Pen 3 ml	H	–	0,31 mg Protamin-sulfat	30 – 45 min	30 – 60 min	12 – 18 h	Lilly
Huminsulin Profil II für Pen 3 ml	H	20	0,28 mg Protamin-sulfat	30 – 45 min	30 min	14 – 16 h	Lilly
Huminsulin Profil III für Pen 3 ml	H	30	0,24 mg Protamin-sulfat	30 – 45 min	30 min	14 – 15 h	Lilly
Insulin B.Braun ratiopharm Comb 30/70 für Pen 1,5/ 3 ml 100 IE/ml	H	30		30 min	30 min	12 – 16 h	B.Braun ratiopharm
Insulin B.Braun ratiopharm Basal für Pen 1,5/3 ml 100 IE/ml	H	–			45 min	bis 17 h	B.Braun ratiopharm
Insulin Protaphan HM Penfill 1,5/3 ml 100 IE/ml (ge)	H	–	0,35 mg Protamin-sulfat	45 min	90 min	bis 24 h	Novo Nordisk
Insulin Actraphane HM 10/90 Penfill 1,5/3 ml 100 IE/ml (ge)	H	10	0,32 mg Protamin-sulfat	30 min	30 min	bis 24 h	Novo Nordisk
Insulin Actraphane HM 20/80 Penfill 1,5/3 ml 100 IE/ml (ge)	H	20	0,28 mg Protamin-sulfat	30 min	30 min	bis 24 h	Novo Nordisk
Insulin Actraphane HM 30/70 Penfill 1,5/3 ml 100 IE/ml (ge)	H	30	0,25 mg Protamin-sulfat	30 min	30 min	bis 24 h	Novo Nordisk
Insulin Actraphane HM 40/60 Penfill 1,5/3 ml 100 IE/ml (ge)	H	40	0,21 mg Protamin-sulfat	30 min	30 min	bis 24 h	Novo Nordisk

Fortsetzung nächste Seite

2. Intermediär wirksame Insuline (NPH-Insuline)
einschließlich Kombinationen mit Normal-Insulin und Analog-Insulin   *Fortsetzung*

Insulinpräparat	Spezies	% NI-Anteil	Depotträger pro ml	Spritz-Ess-Abstand	Wirkungs-eintritt	Wirkdauer	Hersteller
2.4 Insulinfertigspritzen							
2.4.1 Human-Insulin							
HumaJect Basal	H		0,35 mg Protamin-sulfat	30 – 45 min	30 – 60 min	18 – 20 h	Lilly
HumaJect Profil III	H	30	0,24 mg Protamin-sulfat	30 – 45 min	30 min	14 – 15 h	Lilly
Insuman BASAL 100 IE OptiSet	H	–	0,318 mg Protamin-sulfat	45 – 60 min	60 min	11 bis über 20 h	Aventis
Insuman COMB 15 100 IE OptiSet	H	15	0,27 mg Protamin-sulfat	30 – 45 min	30 – 45 min	11 bis über 20 h	Aventis
Insuman COMB 25 100 IE OptiSet	H	25	0,238 mg Protamin-sulfat	30 – 45 min	30 – 45 min	12 – 18 h	Aventis
Insuman COMB 50 100 IE OptiSet	H	50	0,159 mg Protamin-sulfat	20 – 30 min	30 min	10 – 16 h	Aventis
Insulin Protaphan HM NovoLet 3 ml 100 IE/ml (ge)	H	–	0,35 mg Protamin-sulfat	45 min	90 min	bis 24 h	Novo Nordisk
Insulin Actraphane HM 10/90 NovoLet 3 ml 100 IE/ml (ge)	H	10	0,32 mg Protamin-sulfat	30 min	30 min	bis 24 h	Novo Nordisk
Insulin Actraphane HM 20/80 NovoLet 3 ml 100 IE/ml (ge)	H	20	0,28 mg Protamin-sulfat	30 min	30 min	bis 24 h	Novo Nordisk
Insulin Actraphane HM 30/70 NovoLet 3 ml 100 IE/ml (ge)	H	30	0,25 mg Protamin-sulfat	30 min	30 min	bis 24 h	Novo Nordisk
Insulin Actraphane HM 40/60 NovoLet 3 ml 100 IE/ml (ge)	H	40	0,21 mg Protamin-sulfat	30 min	30 min	bis 24 h	Novo Nordisk
Insulin Actraphane HM 50/50 NovoLet 3 ml 100 IE/ml (ge)	H	50	0,18 mg Protamin-sulfat	30 min	30 min	bis 24 h	Novo Nordisk

Fortsetzung nächste Seite

2. Intermediär wirksame Insuline (NPH-Insuline)
einschließlich Kombinationen mit Normal-Insulin und Analog-Insulin   *Fortsetzung*

Insulinpräparat	Spezies	% NI-Anteil	Depotträger pro ml	Spritz-Ess-Abstand	Wirkungs-eintritt	Wirkdauer	Hersteller
2.4.2 Analog-Insulin							
Humalog Mix 25 Pen 100 IE 3 ml Patrone	A	25	0,28 mg Protamin-sulfat	0 – 15 min	15 min	14 – 16 h	Lilly
Humalog Mix 50 Pen 100 IE 3 ml Patrone	A	50	0,19 mg Protamin-sulfat	0 – 15 min	15 min	12 – 24 h	Lilly

3. Lang wirksame Insuline (Insulin-Zink-Suspensionen)

Insulinpräparat	Spezies	% NI-Anteil	Depotträger pro ml	Spritz-Ess-Abstand	Wirkungs-eintritt	Wirkdauer	Hersteller
3.1 U 40-Insulin							
3.1.1 Tierisches Insulin							
Insulin Semilente MC 40 IE/ml	S	–	0,26 mg Zn-(Ac)$_2$	45 min	90 min	16 h	Novo Nordisk
3.1.2 Human-Insulin							
Insulin Monotard HM 40/E/ml (ge)	H	–	0,11 mg ZnCl$_2$ 0,09 mg Zn-(Ac)$_2$	45 min	150 min	bis 24 h	Novo Nordisk
Insulin Mixtard 30/70 HM (ge) 40 IE	H	30	0,11 mg ZnCl$_2$ 0,09 mg Zn-(Ac)$_2$	30 min	2 – 8 h	bis 24 h	Novo Nordisk
Insulin Ultratard HM 40 IE (ge)	H	–	0,16 mg ZnCl$_2$	–	90 – 240 min	bis 28 h	Novo Nordisk

4. Pumpeninsuline

Insulinpräparat	Spezies	% NI-Anteil	Spritz-Ess-Abstand	Wirkungs-eintritt	Wirkdauer	Hersteller
4.1 U 40-Insulin						
4.1.1 Human-Insulin						
H-Tronin 40	H	100	15 – 20 min	15 – 20 min	bis 8 h	Aventis
4.2 U 100-Insulin						
4.2.1 Human-Insulin						
Insuman Infusat 100	H	100	15 – 20 min	15 – 20 min	bis 8 h	Aventis
Insulin Actrapid 100 IE/ml PP	A	100	30 min	30 min	bis 8 h	Novo Nordisk
4.2.2 Analog-Insulin						
NovoRapid 100 IE/ml	A	100	–	10 – 20 min	3 – 5 h	Novo Nordisk
Humalog 100	A	100	0 – 15 min	15 min	2 – 5 h	Lilly
4.3 Patronen mit U 100-Insulin						
4.3.1 Human-Insulin						
Insuman Infusat (3,15 ml Patrone)	H	100	15 – 20 min	15 – 20 min	bis 8 h	Aventis
4.3.2 Analog-Insulin						
Humalog 100 3 ml Patrone	A	100	0 – 15 min	15 min	2 – 5 h	Lilly

NI   Normal-Insulin
S   Schweine-Insulin
H   Human-Insulin
A   Analog-Insulin
(ge)   gentechnologische Herstellung

Die Angaben zum Spritz-Ess-Abstand, zum Wirkungseintritt und zur Wirkdauer entsprechen den Angaben der Hersteller. Es ist jedoch davon auszugehen, dass bei Insulinen verschiedener Hersteller/Vertreiber bei gleichen Mischungsverhältnissen von Normal- und NPH-Insulin keine wesentlichen Unterschiede bestehen.

Wirkungseintritt und Wirkdauer können von Patient zu Patient variieren und sind dosisabhängig. Der Spritz-Ess-Abstand wird in der Regel individuell festgelegt und dem Ausgangsblutzuckerwert angepasst.

Quellenverzeichnis: Hersteller-Angaben – Rote Liste 2001

9.5   Wirkprofile der Insuline

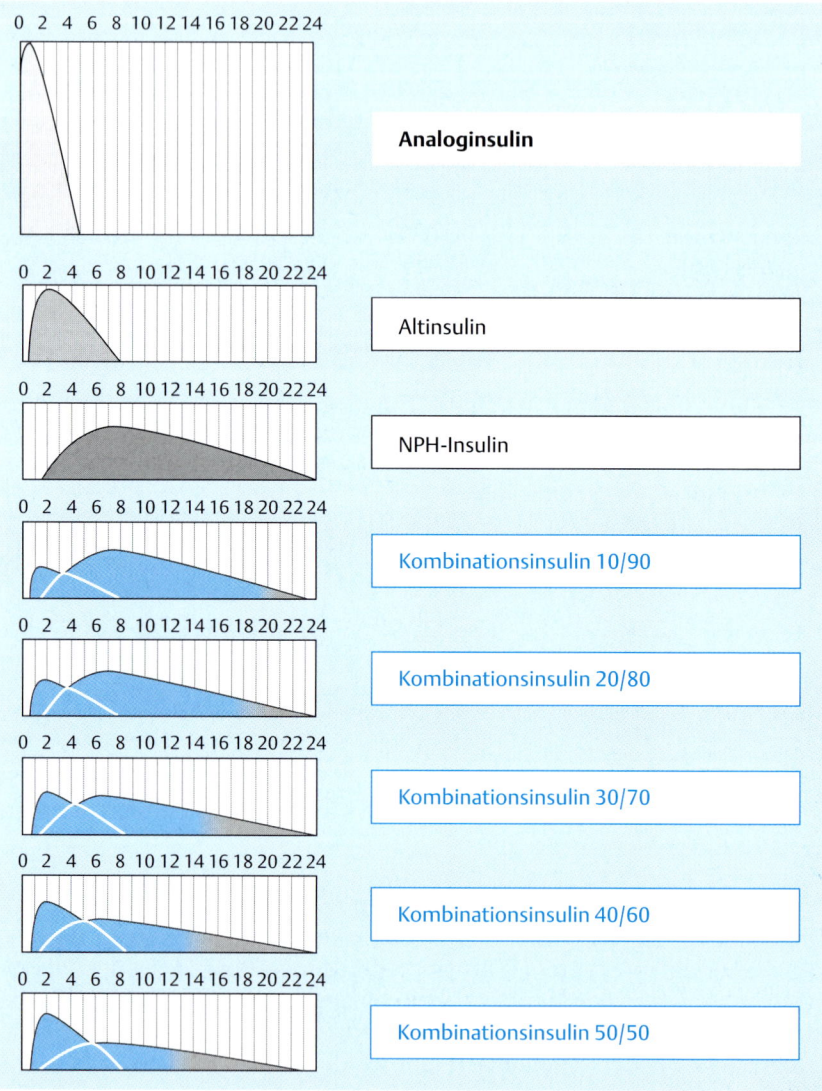

10 Stichwortverzeichnis

A

Adipositas 4
Acarbose 19
ACE-Hemmer 37, 38
Alkoholkonsum 28
Altinsulin 10
Analoginsulin 10, 11, 13,
 15, 18
Anämie 21
Autoantikörper 3
Autoimmunerkrankung 3
Arterielle Hypertonie 4, 37

B

Berechnungseinheit (BE) 7
BE-Faktor 14
Beta-Blocker 37,38
Beta-Zellen 3
Bewegungsmangel 25, 44
Bewusstlosigkeit 27
Biguanide 18
Blutzuckerselbstkontrolle 22
Body-Mass-Index 8, 57

C

Cholesterin 38
C-Peptid 3

D

Dawn-Phänomen 16
Definition Diabetes 1
Diabetes Subtypen 1

– Typ 1 2, 3
– Typ 2 2, 4
– Andere Typen 2, 5
– Gestationsdiabtes 2, 32
Diarrhö 18
Doppelbilder 27
Dyslipidämie 38

E

Eingriffe 31
Endokrinopathien 5
Ernährung 6
– BE 7, 14, 25,
– Eiweiß 6
– Eiweißarme Ernährung 35
– Fett 6
– Kalorien 7, 8
– Kohlenhydrate 6, 28

F

Fibrate 39
Flatulenz 19
Flüssigkeitssubstitution 29
Funduskopie 33
Fußinspektion 33

G

Gastroenteritis 30
Gastroparese 35
Gegenregulation 28
Gesamtinsulindosis 13, 17
Glinide 20
Glitazone 21

Glukagon 28
Glukagonom 5
Glukogenaufbau 10
Glukoneogenese 18

H

Harnketonmessung 22
Harnzucker 22
HbA1c-Wert 23, 26, 46
Heißhunger 27
Herzfrequenz 35
Hirnödem 30
HLA DR3/4 3
Hyperglykämie 29, 51
Hyperinsulinämie 4
Hyperlipidämie 4
Hyperreflexie 27
Hyperthyreose 28
Hypertrigiceridämie 38
Hypoglykämie 7, 16, 27,
 40, 43
Hypotonie 35
Hungerversuch 15

I

ICT-Therapie 13, 17
Infekte 30, 51
Injektionsareale 9
Injektionstechnik 9
Insulinanalogon Glargin 11
Insulineigensekretion
 3, 22
Insulineinheit 14
Insulinperfusor 16

Insulinpumpentherapie
12, 16, 51
Insulinresistenz 4, 17, 21
Insulinsensitizer 21
Insulinsekretion 19
Insulinsekretionsstörung 4
Insulinwirkung 10

K

Kaliumspiegel 29
Kälteempfinden 34
Kardiale Neuropathie 35
K-ATP-Kanal 19
Ketoazidose 10, 29
Krampfanfälle 27
Kombinationsinsulin
12, 15, 17, 72
Konventionelle Therapie
15, 17
Korrekturfaktor 14, 17
Kussmaulśsche Atmung 29

L

Laktazidose 18
Laserkoagulatiopn 33
Lipidspiegel 4, 18, 21, 38
Lipolyse 10

M

Makroangiopathie 36, 43
Makrosomie 32
Metabolisches Syndrom 4
Mikroalbuminurie 35
Mikroaneurysmen 33
MODY 2, 5
Myokardinfarkt 36

N

Nephropathie 35
Niereninsuffizienz 10, 20, 35
Normalinsulin 10
Normoglukämie 6
NPH-Insulin 11
Nüchtern Plasmaglukose
1, 50

O

Ödeme 21
Operation 31
Oraler Glukose-
Toleranz-Test 1
Orthopädisches
Schuhwerk 34

P

Pankreopriver Diabetes 5
Paresen 27
Parästhesien 27
Pathologische Glucose-
toleranz 1
Polyneuropathie 34
Prokinetikum 35

R

Resorptionszeit 9
Retinale Einblutung 12, 33
Retinopathie 33

S

Schwangerschaft 5, 16, 32
Schweißausbruch 27

Serumkreatinin 35
Sport 24, 42
Sporteinheit 25
Spritzstellen 33
Statine 39
Steroiddiabetes 5
Stimmgabeltest 33, 34
Sulfonylharnstoffe 19
Sympathikusstimmula-
tion 27

T

Tageszeitlicher Insulin-
bedarf 14
Tachykardie 27
Therapiekontrolle 22
Therapiestrategie 26

U

Therapieziel 22
U 100-Insulin 12
U 40-Insulin 12
Ulkus 34
Unruhe 27
Übelkeit 273

V

Verzögerungsinsuline
11

Z

Zielblutzuckerwert
12
Zinkinsulin 11
Zöliakie 28